U0299543

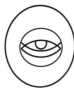

我们如何看见
又如何思考

[美]理查德·马斯兰/著

顾金涛/译

中信出版集团 | 北京

图书在版编目（CIP）数据

我们如何看见，又如何思考/（美）理查德·马斯兰
著；顾金涛译. --北京：中信出版社，2021.8（2022.5重印）
书名原文：We Know It When We See It
ISBN 978-7-5217-3150-7

I.①我⋯ II.①理⋯ ②顾⋯ III.①眼科学－普及
读物 IV.①R77-49

中国版本图书馆CIP数据核字（2021）第099108号

我们如何看见，又如何思考

著　者：[美]理查德·马斯兰
译　者：顾金涛
出版发行：中信出版集团股份有限公司
　　　　　（北京市朝阳区惠新东街甲4号富盛大厦2座　邮编　100029）
承 印 者：中国电影出版社印刷厂

开　本：880mm×1230mm　1/32　　印　张：9.25　　字　数：150千字
版　次：2021年8月第1版　　　　　印　次：2022年5月第4次印刷
京权图字：01-2020-3579
书　号：ISBN 978-7-5217-3150-7
定　价：59.00元

绪 论

　　这是一本介绍我们是如何看见的书。从古至今，视觉都是思想家乐于讨论的话题，但是从现代角度来说，这些讨论大多很幼稚，眼睛确实就像一个照相机，但是视觉不止于此。也许你会觉得你能认出朋友的脸是一件稀松平常的事——古人甚至不觉得这是一个问题，但是事实上这并不简单。要真正地理解视觉，仅仅知道眼睛的成像原理是远远不够的，你还得知道大脑是如何解读外部世界的。

　　违反直觉的是，大脑的运行其实很慢。大脑里的神经元和它们之间的突触的运行速度只有现代计算机的百万分之一。然而，大脑可以在许多感知任务上打败计算机。你可以在几百毫秒内从人群中认出你的孩子来。你的大脑是怎么做到的？它是如何从刺激——一片光、空气中的一丝振动、皮肤上的压力变化——里解读出外部世界发生了什么的？我们对于大脑所做的事情只知道冰山一角，但我们了解到的内容却又已经足够迷人。

　　我在25岁时成了一名神经科学家，彼时神经科学这个学科尚未建立。时至今日，我对它的兴趣依然与当时相差无几，并没有随着时间日益消减。我目睹了我们对大脑认识的进展，也参与了一点儿微小的工作。这本书的总体叙事框架是"视觉是如何工作的"，从视网膜讲到了位于大脑颞叶的视觉中枢。与此同时，我也想带你参与一段科学旅程，看看神经生物学的基础工作是什么样的——不是像脱口秀那样，而是带你走到实验桌前看看实际的情况。因此我会穿插讲述一些实验室里的场景，也会介绍一些研究者。

　　我们会一步一步地深入视觉。你会知道我们看到的世界并不是真实存在的世界，我们的视网膜会把真实世界的场景分解成碎片，每个碎片表征场景的一部分特定信息，然后分别用不同的通道传输给大脑。这个打碎重编的过程是由视网膜里的神经元完成的。我们将跟踪这些进入大脑的信号，它们将在那里构建出我们的感知。

　　大脑中存在许多谜团，但是重要的一点是，大脑并不是一台固定连接的电话连接网，而是由一群神经元交联而成的神经网络。你现在听到神经网络或许总觉得它是计算机里的东西，但实际上它最早是由高瞻远瞩的加拿大神经科学家唐纳德·赫布（Donald Hebb）提出的。又过了一段时间，这个概念才被计算机科学家借用。随后几十年间，神经网络的潮流时进时退，而性能更强大的计算机终于令计算机科学家开创了机器学习这一新的研究领域，它更为人知的名字叫作人工智能。他们证明，计算机中的神经网络可以经过学习做出惊人的创举，这让神经科学家对大脑中的神经网络更感兴趣了。因此，如今神经生物学和计算机科学之间展开了许多有益的合作，两个领域相互促进。

　　大脑是不是用神经网络来解读世界的呢？大脑是以"机器学习"的方式来工作的吗？答案似乎是肯定的，而且大脑做得比计算机好得多。毋庸置疑的是，计算机在很多任务上做得很出色——不仅仅是下棋，还能学会其他更复杂的任务。然而总的来说，人工智能计算机还是只能在某些方面表现突出，而且即使是最简单的人工智能也需要许多硬件支持，需要许多能源。与之形成鲜明对比的是，我们小小的脑袋只需消耗一盏小夜灯的电量就可以做更多的事情。从这个角度看，计算机是非常糟糕的大脑，而计算机科学的目标之一就是把计算机变得更像人脑。

　　机器学习的关键，正如赫布所想，在于固定连接的神经网络有很多事情不能做，而连接神经元的突触（或者说是计算机里的模拟"神经元"）能根据经验修改。这种可塑性不仅存在于感觉系统里，而且是整个大脑通行的规则。可塑性让大脑能从损伤中修复，还能让大脑把资源分配给最重要的任务。在大脑中，神经网络可以学着去预测世界中有什么物体，它用过去习得的知识来辅助识别视网膜输入的原始信息。总而言之，这意味着感知不仅仅是对视觉图景的固定响应，而且是习得的。大脑的神经网络在看到视觉特征的特定组合时能认出它们。

　　对于我们理解感知、思维和情感的实际体验，这意味着什么？我们没有明确的答案，但是我们可以想象远处的答案大概会是怎样。已知的、已验证的科学知识可以给我们以切入点。我将带你们走一小段路，看看感官体验是怎么变成感知和思想的。

　　最后，这一切中的"我"在哪里？当我们从外部看大脑时，谈论大脑很容易，但是我们想象中的内在的那个自己在哪里呢？这个问题我们几乎无从下手——我们陷入了意识的本质，即自我问题。我们将在本书的最后讨论这个问题，我没有答案，只是试图带你更清楚地看待这个问题。

第 一 部 分

迈向视觉的第一步

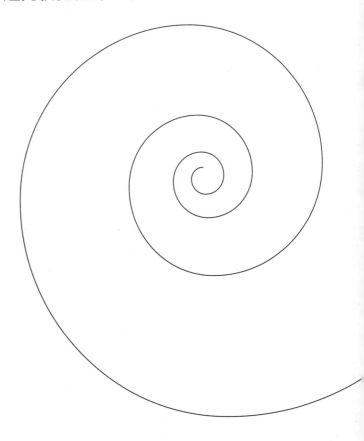

20世纪60年代，一个名叫雅各布·贝克（Jacob Beck）的好老师开了一门本科课程，名字就叫"感知"。师生在一个小报告厅里碰头上课。小报告厅位于哈佛大学纪念厅的一角，纪念厅又名桑德斯剧场，是一座建于19世纪，为纪念美国内战期间为保卫联邦而牺牲的哈佛人而建造的宏伟建筑。授课厅的缓坡上大概容纳了一百把棕色的木椅，泛黄的漆面经历了百年的沧桑。教室前方的墙上，长长的黑板延伸至两侧的墙角。左边的墙上，高高的窗户稀稀疏疏，如果没有光透进来，那房间就会被一些白炽灯泡照亮，整个报告厅呈现出一片柔和的黄色，三四十个学生稀稀拉拉地散坐在这里听课。

　　贝克的性子和他的课程名称一样直接。他为人还算和蔼，但并不特别想去以此吸引学生。他的主要目标就是把课程材料用清晰有条理的方式呈现给学生。他精心制作课程讲义，并且严格地据此讲解。每节课开头，他都会花几分钟回顾上一节课的重点。

　　贝克不需要用技巧吸引听众，因为他的课程材料本身已经足够精彩。诚然，他教的部分内容很基础：皮肤上的压力造成神经末梢的形变，神经末梢向脊髓发送信号，继而上传至大脑；有些皮肤感受器感受轻微的触碰，有些感受热，有些感受物体在皮肤上的移动（例如一只从树冠上滑落在你手臂上的有毒的昆虫）。这些基本事实本身就很有趣，但是更精彩的——也是贝克给他那一屋子19岁的年轻人提出的最大挑战——则是"我们如何识别一个对象"。

一方面，这是一个关于感官的问题——眼睛的工作原理，以及它向大脑通信的方式。但这个问题也涉及了一些有关感知的重要课题：思想、记忆、意识的本质。我们可以梳理感觉通路的脉络，并记录里面的电信号，我们可以摆弄神经元，让它们告诉我们它们看到了什么。我们如今对于感觉信号的处理已经知道了很多——它们如何在大脑经过一站又一站。这让我们在面对更大的问题时有了抓手，感觉通路里发生的事情对我们来说是一种稳当的知识。对于大脑会把这些知识带到哪里去，我们才刚刚开始了解。不过，步步为营地解读视觉为我们提供了一个解决更大谜团的平台。

第 1 章

感知之妙

梨不是架古提琴，
一具胴体或一个烧瓶。
它不像任何东西。

它有黄色的外形，
弯曲的轮廓，
底部鼓起。
带有微微的红晕。

——华莱士·史蒂文斯

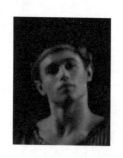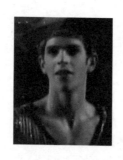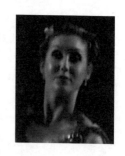

　　看看这三张脸，尽管它们有些模糊，对比度也不高，但你仍然可以将三张脸区分开。最右边妇女的脸有些圆润，左边男孩的下巴很突出。如果他们是你的儿女、朋友或母亲，那你会更轻易地在各种场景下认出他们：你会在他们便服或素颜时认出他们，你会在强光或微光下认出他们，你会从正面或任何角度认出他们，无论他们或近或远、或哭或笑。

　　但你是如何在不同情况下认出他们的呢？落在你视网膜上的实际图像都是完全不同的。你的大脑针对不同版本做出调整：或大或小、或明或暗、或哭或笑。同一张脸落在你眼里呈现出的物理刺激，可以有近乎无限的变化。然而，你可以在一瞬间毫不费力地认出熟悉的脸，不仅仅是这三张脸，你可以分辨成百上千张不同的脸。大脑是如何完成这项任务的呢？它和世界上所有东西一样，不过是由物质组成的物理机器而已。

也许举一个更简单的例子能帮助你理解。想象你要设计一个识别字母 A 的电脑程序。现代电脑可以轻易做到这点，不是吗？与大脑相比，它们其实作弊了，我们过会儿再详细展开。

解决方案似乎很简单：在电脑（或大脑）的某处，得有一张图谱或模板，去记载字母 A 的样子。然后，电脑（或大脑）只要用模板来比较和匹配。假如要识别的字母 A 与模板中的 A 大小不一样，怎么办？电脑（或大脑）就只能得出结论：它们不是同一个字母？

等等，为什么不让电脑试试一堆不同大小的模板呢？这应该能解决问题了吧：

$$\text{A A A A \overset{\checkmark}{A} A A A}$$

毫无疑问这行得通。但假如现在我让 A 转动一个小角度：

$$A + A \to A$$

它们就不匹配了，不论电脑猜尺寸猜得多么准。

好吧，那让电脑比较所有可能的尺寸和角度。假如电脑运行速度足够快的话，那可能行得通。但到最后，我们可能会有太多变种：线条粗细、颜色、字体，等等，然后我们还得把各种变体的数量相乘。电脑最后得测试所有可能的字号大小，乘以所有可能的角度，乘以所有可能的字体，乘以可能的颜色……这个组合的数量将会变得非常非常大，大到超出实际能测试的极限。所有这些麻烦就为了一个简简单单的字母！

对脸来说，变种的数量几乎无限。一张脸可以正在微笑或者皱眉，或明或暗，朝向正面或侧面。而大脑里的组分——神经元和突触——相对电脑来说慢得多。人脑的神经元大概要花1/1 000秒来将基本的信息单元跨过突触传给另一个神经元。而与此同时，一台速度较快的现代电脑可以完成约100万次操作。正是因为电脑如此高速，我才说它是在作弊——我们湿漉漉的普通生物学的大脑可做不到它们的速度。假如说电脑要花100次操作做一次比较，那在大脑传输一个神经脉冲的时间里，电脑已经做了10万次比较了。而且这还没算上信号在神经纤维里传导的时间。如果用电脑的方式来做比较，即使面对最熟悉的脸，你可怜的大脑也要花几分钟来识别。换句话说，做一大堆比较并不是大脑擅长的事情。

我们换一个其他感官的例子——听觉。听觉里有个分割问题[1]。如果我对你说："狗是蓝色的。"你通常听到的就是一个一个可以写在纸上的字。但是通常说出来的声音并没有字与字之间的停顿。在这句话的实际录音中，除非你故意停顿，"狗""是""蓝""色""的"五个字之间都是没有空格的。这句话的物理实在是一串长的声响。我们的大脑是为了理解它才把这一长串声音分割成我们能理解的字词。

我们又一次发现，大脑不可能用模板来匹配字词。模板得囊括一种声音的多少种版本呢？肯定得比字典里的字词多得多。这还没算上不同的重音位置、语速、背景噪声等，因此大脑不可能用一个模板来理解一串声音。

这个大谜团——这个我们在日常生活中每天都轻轻松松处理并解决很多次的问题，就是所谓的对象识别问题。我们认为它只关乎感觉体验，但它也同样关乎记忆：对象识别是将当前的感官刺激与过去的对象记忆进行匹配。搞清楚它的工作原理是一件特别具有技术性的挑战，是神经生物学界的珠穆朗玛峰。

通过研究特定的问题，你会学到普适的东西。

——斯蒂芬·库夫勒

第 2 章

对着大脑的歌者——神经元

我之前说过，眼见为实只是你以为的而已，你看到的世界其实并不是真实的世界。你的视网膜早已将真实世界扭曲变换，从视觉图像中解析出的最显著成分会被分解成数十种不同的信号，并被分别传输到大脑内，其余成分则被忽略为背景噪声。这种简化的信号，以及更多类似的经济型措施，并不是演化在自娱自乐，而是所有感知系统最基本的原则之一。

要了解这种简化是如何发生的，我们得先深入了解视觉的基础。

单个神经元

神经元并不是什么复杂的东西。它是物理实在，尽管很小，却同样是由我们所了解的物质构成的。它同样拥有组成其他动物细胞的正常零件，只不过多了几个独特的功能。

　　不过，当数亿个神经元连接在一起时，就会发生了不起的事情：它们能让你认识一个朋友，能欣赏贝多芬，能单手接住30码[①]外的传球。

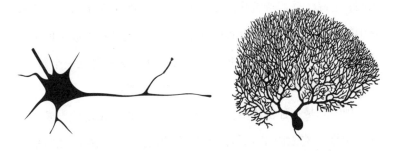

　　像所有脊椎动物的细胞一样，神经元是由薄薄的流体膜包裹着的、浸在水里的另一袋水，膜用于分隔细胞内部的空间（上图中的黑色部分）和外部的一切。一些神经元大致是球形的，就像小朋友的气球；另一些拥有更复杂的、类似变形虫的形状；还有一些则更为奇形怪状。许多神经元看上去像是一棵冬日的树，叶子早已凋零，大大小小的枝丫反映了神经元与它那些或近或远的"邻居"的联系。[②]无论形状多么错综复杂，一个神经元始终是一个被膜包裹的单一空间。缠绕的细枝内部是细长的液体空腔，就好像卷曲的可乐吸管。

---

① 码，英制长度单位。1码等于3英尺，合0.9 144米。——编者注

② 图中大多数像树一样的分叉是树突（dendrite），它们接受来自其他神经元的信号输入。更长的一根突起是轴突（axon），如左侧神经元向右伸出一根分叉的轴突，右侧神经元最下方有一根尾巴一样的轴突。轴突负责输出信号。——译者注

细胞膜是什么？它由脂质（几种不同的脂肪）构成。由于脂肪和水不相容，细胞膜不会溶解于水，有点儿像肥皂泡。细胞膜本身功能有限，你在实验室中就可以制作一个只有细胞膜的人造细胞，它除了静静待着啥都干不了。真实的细胞膜上分布着许多花哨的小机器，它们各有各的任务。例如，有些嵌在膜里的蛋白质分子可以检测从膜外撞向它的其他分子，然后打开一个闸门，让电荷在细胞内外间流动，这是神经冲动的基础。

神经元是一种多才多艺的细胞，但它们的主要功能，或者说神经元与大多数细胞的不同之处，在于它们与其他神经元的交流能力。在绝大多数情况下，它们通过传递短暂的电活动脉冲（尖峰信号）来交流。尖峰信号（spike）可以短距离传播，也可以长距离传播。一些神经元与"邻居"的交流（"传导神经冲动"）仅限于一个小社区，它们被称为中间神经元（参与局部环路的神经元），在小至10微米（只有1/100毫米）的范围内传导冲动。另一个极端是，当你试图扭动你的大脚趾时，一个尖峰信号可以从大脑一直传导到脊髓底部。而当你不小心一脚踢到一块砖头上时，另一个尖峰信号则沿着反方向从脊髓底部直达大脑。

尖峰信号不是像电流那样在一根铜导线里传导的东西。它们是更复杂的生物学事件，是细胞膜积极参与的事件：它们是带电离子进出细胞的运动在电学上的反映，而离子的进出则由位于细胞膜上的特殊蛋白质介导。因此，与导线上的电流相比，它们的传导非常缓慢。神经冲动沿着轴突传导，随轴突类型不同，传导速度大约在每秒 10 米到每秒 100 米之间；导线上的电流则以每秒 3 亿米的速度流动。在大脑的计算能力的比照下，神经元的传导速度是如此之缓慢，这也是为什么大脑不可能使用蛮力来解决计算问题。

轴突的末端通常是一个突触，突触令一个神经元得以跨过细胞间隙与其他神经元对话。在突触处，一个神经元中的电信号变为化学信号。突触上有一些专门的小机器，尖峰信号通过它触发可被第二个神经元所感知的、化学物质的释放。这些物质叫作神经递质（neurotransmitter），我们经常在新闻中听到它们。因为有不同种类的神经递质，它们在大脑的不同区域发挥不同的功能，而且它们的释放涉及很多环节，所以我们可以通过这些环节来操纵大脑功能，达到治疗或消遣的目的。[1]尼古丁就作用于突触，抗精神病药物和那些控制癫痫发作的药亦如此，例如镇静类药物安定和抗抑郁药百忧解。

一个神经元释放的一种神经递质可以使下一个神经元更兴奋或更不兴奋（实际上，一个神经元不大可能只接收一种递质，但仅就当前的讨论而言，我们姑且这样考虑），后者会整合它收到的所有输入。当短时间内有足够的冲动到达该神经元时，就会触发所谓的"动作电位"。动作电位（action potential）可以在神经元内自主传播，并且激发或抑制下一个神经元，依此类推。

由此，我们看到了神经元要做的第二件大事：决定哪些输入可以传递给进一步的神经元，哪些输入不可以。它们仅通过整合接收到的输入来决定。这有点儿简化，因为整合输入的方式多种多样。这里只举最简单的例子，即所有兴奋性输入减去所有抑制性输入。对突触输入整合过程的研究在神经生物学领域内已经是一个独立的领域，我有几个聪明的同事一生都在研究突触通信的多种优雅方式。

不过，现在我们将以最简化的方式来描绘神经元：它们坐等输入累积到一定程度，就激发一个动作电位。但只是在神经元之间发送消息，并不能使大脑成为大脑。神经元信号传输和神经元决策两者相辅相成，才使脑成为脑。我把事情简化了，因为我的任务是向你介绍感知。最重要的是，动作电位会在所到之处引起电学变化。对我们的故事而言，至关重要的是，这种电学变化——尖峰信号——可以被凡人用长而细的探针窃听，这种探针被称为微电极。

感觉神经元如何传输信号？

我之前说过，神经元可以将信息从一处传至另一处，距离或长或短。对长颈鹿来说，其控制行走的神经元有2.5米长，从大脑一路延伸到脊髓底部。然而，神经元之间的信息传达方式几乎都一样，在细胞表面的某处，一个刺激触发了一个动作电位，然后传遍整个神经元。

不论是通过触觉、听觉、视觉还是嗅觉，所有感知外部世界的神经元都做着同样基础的一件事：将检测到的信号发送给大脑，有时透过一两层的中继。不过它们的检测方式不尽相同，因为它们所反映的物理事件的性质有所不同。

想想触觉。触觉的感知源于皮肤在压力下的变形，这可能是由于一根手指正抚摸着你的手腕、一只蚊子正小心翼翼地在你身上寻找可以下嘴的位置，还可能源自某个固体状物体的残酷碰撞。这些造成皮肤变形的压力或轻或重，都由皮肤中的神经末梢探测。这些神经末梢都是神经元的一部分，位于皮肤表层略下方。

皮肤　　　　　　　　　　脊髓　　　　　　　大脑

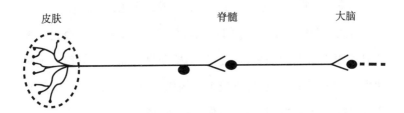

上图展示了触觉通路上的两个神经元。左侧的虚线圆圈表示一小片皮肤，它被称为感受野（receptive field）。感觉信息在图中从左至右传播。第一个神经元有一根长长的纤维（轴突）从皮肤某一处——它的末梢在那里形成许多片小分叉——一路延伸到脊髓。当一只蚊子落在你手臂上时，它的细腿就会压在神经末梢上方的皮肤上。这份压力被传递到第一个神经元并引发神经冲动，神经冲动沿着轴突行进，穿过细胞体并终止于突触上（用叉状线表示）。突触后是位于脊髓的另一个神经元，它将把信号投射到大脑。（也存在其他通向大脑的途径。这只是最简单的一种。）

触觉神经元通过被称为机械敏感性离子通道的小机器来探测体表的凹陷。这些离子通道是细胞膜上的一种蛋白质。机械敏感性通道的变形使阳离子得以从细胞外流进神经末梢内。阳离子的流入一般会让神经末梢兴奋。兴奋达到一定阈值后，该末梢就可以发起一个动作电位。动作电位沿着皮肤感觉神经一路往上，跨过细胞体，到达脊髓中的一个集合点。在这里，轴突将会与第二个神经元交会，后者将把信息带到大脑去解读。请注意，源自那个皮肤感觉神经的信息告诉了其他神经元三件事：有个东西碰到了你的皮肤、它位于你的右手腕上，以及那个东西比较轻。

首先，"在哪里"这个问题比较简单。一个触觉神经元的末梢只覆盖皮肤上的一片区域。这些感受野的面积可以很小（例如手上和嘴唇上），也可以较大（例如后背上的皮肤）。大脑知道每根神经所负责的区域——那个神经元的感受野之所在——由此，它也就知道刺激落在皮肤上的哪一处[2]。显然，如果刺激落在你的指尖而不是后背上，大脑就能更精确地知道它的位置，因为指尖上尽是一些小神经末梢，而后背上则是更少、更大的神经末梢。

我刚刚引入了一个非常重要的名词。我用"一个细胞的感受野"来称呼示意图中的虚线圆圈，即一个感觉神经轴突末端分叉上方的那一片区域。一个细胞的感受野是皮肤上的一块特定区域，只有在感受野上的刺激才能让一个感觉轴突兴奋。你将在后文中看到，我们会在视觉中用到同一个词，那时"感受野"指的是视网膜上能让某一个视觉神经元兴奋的一片区域。这个神经元可以位于视网膜中，也可以位于视觉系统的更上层。

然后是"刺激轻重"的程度问题。皮肤感觉神经如何传达这个信息？所有的感觉轴突，不论是触觉、听觉、视觉还是嗅觉，它们与大脑交流用的动作电位，在单位时间内的数量都是有章可循的。一次轻微的触碰只会引发几个动作电位，一次重击则会产生一串更加急促的动作电位。于是，通过检测神经元的发放频率，大脑或是一个实验者，就能知道刺激有多强。

许多科学家（包括我）都在已出版的论文和著作中推测过，除了发放频率以外，动作电位的细致发放模式也许携带了额外的信息，就像莫尔斯电码的通断模式携带了信息一样。[3] 譬如说，这种模式可以告诉大脑，轴突传达的是来自哪种受体的信号（见下一章）。尖峰信号的模式自然会影响大脑的反应，我们知道间隔短暂的动作电位（尖峰信号）比间隔更宽的动作电位更容易让突触后的神经元兴奋。但是，还没有人提出和测试过一个令人信服的密码本。

更加让人感兴趣的问题是"什么"，即大脑想知道的"究竟是什么触碰了我的手腕"。所有的触碰并不生而相等。触觉神经元有好几种，各自对触摸的不同方面做出反应。一种触觉神经元对表面的轻触有中等程度的敏感性，只要那个轻轻的触摸还在，它就会一直向大脑发送信号。另一种神经元则仅对相当大的压力反应，且仅对触摸的变化做出响应，特别是触摸的开始和结束。

目前我们知道的初级触觉神经元有十几种。在神经科医生那里，每一种都可以单独进行测试。实际上，当她用细刺扎你、用嗡嗡作响的音叉碰你，并比较你对两者的敏感度时，她就是在做这些测试。

有趣的是，皮肤触觉感受器之间的许多差异，并不是源于神经元的根本差异，而是来自神经末梢嵌入的不同结构。单个触觉神经元的末端被专门的细胞结构包裹，这导致不同神经元能对不同种类的触感做出反应。想一想小鼓和大鼓的鼓槌有什么区别？它们都是一根棍子，只是前者的一头只有一个小木球，后者则有一块巨大的软垫。相应地，它们敲击伸展的鼓面时就发出了不同的声音。另外，不同的触觉感受器上表达着不同的离子通道，使它们发出的"声音"更加丰富。这些细节虽然是对演化过程的极佳致敬，但对本书来说并不重要。重要的是，不同类型的神经元对世界之于身体影响的不同方面，有不同的响应：一些神经元对跳蚤在皮肤上的跳跃都有明显的感觉，另一些则需要拳头的打击才能有反应。当然，也有许多中间情况，大多数触觉事件的神经信号都是不同类型神经元信号的组合。正如一位专家所写："就像交响乐团中的各个乐器，每个（触摸神经元）亚型传达着作用在皮肤上的力的一个特征，它们共同将神经冲动的交响乐推向高潮，而交响乐被大脑翻译成触觉。"[4]

这是所有感官系统的普遍原则。例如，味觉是由5种味蕾介导的，它们分别感受甜味、酸味、咸味、苦味和鲜味（由某些氨基酸触发的复杂味道）。目前，嗅觉已知有大约 400 种受体，每种对特定的挥发性分子敏感。这就解释了品酒师为何能通过酒香区分数百种不同葡萄酒（可惜的是，我就缺乏这种能力），以及某种香水为何能勾起关于旧日情人的回忆。

从触觉到视觉

为了解释视觉，我详细介绍了触觉的工作原理。它们的基本原理相似，神经元的工作方式基本相同。视觉和触觉都归结为大脑将输入定位到一片感觉细胞（皮肤或视网膜）上，而且两者都涉及多种不同的传感器；在这两种感官下，单个神经元都只响应有限的感受野，它们的任务都只是告诉大脑一些非常特定的事物。不过，关于大脑是如何处理视觉输入的，我们知道得更多。因此，我们更了解大脑是如何解读来自视网膜的神经交响乐的。

我们刚刚看到，一个物体触碰到一片皮肤时，穿行其下的神经元告诉大脑关于该物体的不同信息。视觉也遵循同样的基本原则：每根视神经纤维只向大脑报告眼前一小片区域的一项视觉特征。

视网膜是一个微处理器，就像你的手机、相机或手表中的芯片一样。它包含多种神经元，稍后我们再聚焦讨论它的种类。现在，我们只考虑视网膜的输出。负责输出的长距离通信神经元被称为视网膜神经节细胞（它们可以和投射到脊髓的触觉神经元相类比）。人的视网膜有约100万个视网膜神经节细胞。这些细胞收集几种视网膜内部神经元的输入，并将这些信号传输到大脑。视网膜神经节细胞的长轴突汇聚成了视神经。

匈牙利裔美国人斯蒂芬·库夫勒（Stephen Kuffler）是首位深入研究视网膜神经节细胞的科学家。斯蒂芬的长期兴趣其实在另一领域——突触传递的机制，但是"二战"期间在世界各地颠沛流离后，约翰斯·霍普金斯大学眼科学系为他提供了职位。出于对雇主的感谢，他进行了一项如今被认为是视觉科学基础的研究。

大约在1950年，库夫勒记录了被深度麻醉的猫的视网膜中的单个神经节细胞。他将一根微电极扎入猫的视网膜，并且用小光点刺激视网膜表面。一旦电极尖端碰到一个视网膜神经节细胞，他就能固定电极，研究该细胞的神经冲动序列。光点必须很小，因为库夫勒需要模拟外界物体被折射到视网膜上所成的像。当光线到达视网膜上时，图像已经急剧缩小——例如，当我伸直手臂时，我的指甲盖在我的视网膜上只有0.4毫米长。

库夫勒观察的视网膜神经节细胞所发出的视觉信号，与皮肤感觉神经元发出的触觉信号很像。每个视网膜神经节细胞负责视网膜表面的一小块，即它的感受野。在猫的眼中，这些感受野最小可至40微米，即4/100毫米。虽然我们不知道人类单片视觉感受野的大小——没有医学上的原因允许我们直接将电极扎入人的视网膜神经节细胞，但间接证据表明，我们最小的感受野直径约为10微米。一位诺贝尔奖得主经过计算得出，10微米的感受野相当于大约500英尺（1英尺约合30.48厘米）远的25美分硬币。我认为我看不到500英尺外的硬币，也许诺贝尔奖得主的视力比其他人更敏锐。无论如何，我们可以将这些感受野视为显示屏上的像素。视网膜神经节细胞堆积得越密集，你的视力越敏锐。

一些背景

在神经科学的拓荒时期——大约为1945—1980年，最让科学家兴奋的研究就是电信号记录。这些电信号包括从头皮记录到的脑电波［又称脑电图（EEG），一种模糊地反映脑活动的微弱电场］和用细导线扎入脑中记录到的单细胞活动。电信号的记录曾是神经科学界唯一的武林争霸项目。（另一个生命科学分支——分子遗传学，在遗传工程技术出现以前，基本就是生物化学。如今，它已成为所有生物科学的核心引擎。）

从单个神经元采集到的电信号能有多微弱，这无须我多言。单细胞记录很容易被周围的各种电磁波干扰，比如说广播、电视和传呼机信号等。因此，我们通常用一种用导线包络成的"笼子"来隔绝干扰信号。

另一种更粗暴的绝缘方法是用一些厚重的实心物体隔开噪声的源头。不妨试试几米深的泥土？当时不少实验室真的就建到地下室，或在墙里浇筑铜网（随着实验设施的改进和研究兴趣的演变，如今我们可以用更好的放大器记录更强的信号，无须再采取这么极端的手段）。

一所研究实验室通常会容纳3~4个研究组。每个研究组会有一个独立的带头人，占据3~4间房间。除了为首的教授，每个研究组还会有3~4个博士后和技术员。教授小小的独立办公室通常挤在楼层的一角。博士后的办公桌则会在另一个房间，塞在记录室的旁边。动物房则通常在同一楼层的另一面，新来的访客往往会被这里小型哺乳动物的味道困扰，不过幸运的是，这些气味会随着时间逐渐淡去，最后甚至消散不见。其实那些兔子、老鼠以及它们的垫料和粪便都还在，只是过了一段时间后，你的嗅觉系统把它们忽略了。这正是我们有幸演化出的感觉习惯化能力，向它致敬！

电影里常见的瓶瓶罐罐并不是这些实验室里的主角，取而代之的是电子设备——一层又一层的扩音器、扬声器、录音设备和电源占据了你的视野。如果该实验室有幸拥有一台电脑，它将会有一台冰箱么大，性能却比不上我手上的苹果手机，能沟通的只有一种机器语言，只有计算机专家才会用它编程，用的代码并不和0–1二进制串相差太远。伴随着冷却风扇的嗡嗡声，空气中弥漫着的除了动物、酒精和乙醚的味道，还混合了电路中新鲜潮湿的金属味道。

我们的这些设备都很宝贵。其中最重要的主力是一台阴极射线示波器，它那微亮的绿色屏幕是现代显示屏的前身。我们还得用胶片摄影机将它显示的图像拍摄下来。示波器必须得小心地校准好，里面有一些真空管，就像远古的收音机。我每天第一件事就是将它打开预热，这样我们开始工作时它才能准备好。我刚建立自己的实验室时，买第一台示波器花了 2 500 美元（那可是 20 世纪 70 年代的美元），如今你可以花 500 美元买一台性能更好的。

斯蒂芬·库夫勒

斯蒂芬·库夫勒是生物神经科学的先驱，他将这个学科塑造成了我们目前所知的样子。库夫勒能做到这点，靠的是他优雅的著作所树立的榜样、教授的优质课程和个人魅力，还有他选择学生和同事的技巧。如今世界范围内神经科学领域的领军人物中，很大一部分都是他的学生和同事。知道他的人都很尊敬他：机械车间的技术员、他的秘书、科学精英……人人都爱斯蒂芬·库夫勒。[5]

库夫勒是一个瘦小的、精灵般的人物。你绝对想不到他其实还深爱着网球，年轻时甚至还拿过冠军。他生于 1913 年，在位于匈牙利的家族宅邸内长大。在他的自传里，他把童年居所称为一个"农场"。不过在旁人眼中，那是一片相当大的庄园，大到能容纳大多数村民在此打工。库夫勒的童年似乎很快乐，尽管他的家庭曾因 1919 年匈牙利革命起义而逃往奥地利。他先是在教会寄宿学校接受教育，随后在医学院进修。不幸的是，他的父亲遭遇了灾难性的财务损失，而且很快撒手人寰，这使得年轻的库夫勒不得不在不足20岁的年纪就学会自力更生。1937年，他从医学院毕业，又被迫再次逃亡，抢在德国入侵奥地利之前，沿着与童年时相反的方向，回到了匈牙利。

库夫勒借道意大利东北部的的里雅斯特港前往伦敦，那里有他的朋友。由于没有英国的行医执照，他再次搬家前往澳大利亚。在那里，他遇到了约翰·埃克尔斯（John Eccles）和伯纳德·卡茨（Bernard Katz）——两位日后的神经生物学巨擘，开启了他的科学研究生涯。在1939—1944年密集的工作中，他们三人做出了许多基础性的科学发现，涉及神经传导和突触工作原理。

这段幸运的时光因为一些行政上的阻绊而终止，三人离开了澳大利亚。库夫勒带着他新娶的澳大利亚妻子去了芝加哥。他日益壮大的名声已先他一步抵达。经过两轮跳槽，他搬到了哈佛，建立了一所前所未有的神经生物学系。这即使不是第一个，也是最早建立的一批专门研究神经科学的系所之一。当时这个学科还不存在，神经科学学会还未建立（我在学会的会员号是000064，这能看出来我资格够老），库夫勒的神经生物学系很快成了北美的领军者。起初他们只接收少量学生，小小的规模形成了一种家庭般的氛围，也让该系以之闻名。它成立后没几年，我在那里做了两年访问科学家。

该系的研究标准极端之高：它非常精英主义——不过谈不上傲慢——而且对此引以为豪。从某种意义上来说，它是科学家版的嬉皮士公社大巴①，如果你是家庭的一员，你就在车上；如果你不是，他们也会让你明白你不是。

在这辆大巴上，有卓越的研究环境。科学团队的人员规模日益扩大，欢乐不断。库夫勒本人就是个笑话大王，他是整个哈佛最没架子的教授之一。如果说他是肯·凯西（Ken Kesey），那他系里的人就是"快活的恶作剧者"，他们既对自己严格要求、小心谨慎、苛求完美，又富有娱乐精神。学术研讨就是要有趣开心，你的报告必须既无瑕疵又不费力，还总得有幽默感。

在系里，午饭是一起吃的，人们会三三两两在实验间隙钻进午餐室，大家一起用餐。午餐时的学术研讨是传统项目。随着系所声名鹊起，来拜访的学者多了起来，而邀请访客办讲座也是学术界的礼节之一。然而，由于访客太多，研讨会的时间往往难以安排。这时，午餐会就成了解决方案。邀请者只需要将主讲访客的名字写在门上的日历上，无须多余的通知、冗繁的欢迎仪式，也不需要正式的审核。请谁全凭邀请者把控。这也足够保证质量了，假如你邀请了一位糟糕的讲者，那你会丢面子，也会让你邀来的访客陷入公开的批评。

---

① 此处原文为"肯·凯西的魔术巴士"，凯西是美国作家，代表作为小说《飞越疯人院》。凯西与他的追随者——"快活的恶作剧者"在他的家乡过着公社生活，并于1964年驾驶一辆改装校车穿越美国。凯西和"快活的恶作剧者"在年代上早于嬉皮士（凯西认为自己"太老了"，算不上嬉皮士），而恰与哈佛神经科学系创立时间（1966）相近。——译者注

在这些午餐会上，我们听到了非常精彩的科学发现。每周两三次这样的讲座让我们得以全面了解实验室之外的新闻。从实用主义角度来讲，它给了我们很大的竞争优势：我们消息灵通，通常在相关论文发表之前就迅速掌握了别家的新发现。我们相当接近前沿，并引以为傲。我们系那时或许对外人来说很难接触——毕竟在当时的校园里，人们不那么善于与社会互动，但也许这样更好。虽然我们没有一扇门是上锁的，但系外的科学家从来不会被邀请来听任何讲座，或在午餐室就餐，假如有任何人蠢到这么做，那迎接他的只会是冷漠。外人，或者说哈佛的其他科学家，自然地会怨恨这样冷冰冰的态度，尤其是他们还能透过玻璃看到神经生物学系在欢声笑语地做精彩的科学工作。对库夫勒这帮人来说，这是一段奇妙的时期，持续到1980年库夫勒本人逝世。他去世后，该系很快分崩离析。如今的哈佛神经生物学系依然是一个了不起的地方，是神经科学的领军者之一，但曾经参与过它的黄金时期的人永远不会忘记过去的好时光。

（出于诚信，我必须也得承认那段经历并非全然的快乐。追求卓越的压力是巨大的，有时甚至压得人喘不过气。一位早期的参与者曾经告诉我，那段经历很美好……他不过只做了两年的心理治疗。还有，那里威权式的科学风格有时也会致人犯错。）

斯蒂芬·库夫勒，这么一个满口俏皮话的小个子，他是怎样产生这么大的影响的呢？他的朋友和学生在他过世后编撰了一本回忆他的书。分子生物学的创始人之一冈瑟·史登（Gunther

Stent）在书中充满怀念地评价斯蒂芬是"不腐"的。其他许多人也谈到了斯蒂芬的科学成就和诚信品格，不过"不腐"说的不只是学术上的刚正不阿。斯蒂芬·库夫勒是一个纯粹的人。

他拒绝虚名，会抓住一切机会打击吹捧作风。有一天晚上，他与一群博士后、一个低阶教授以及刚刚接棒库夫勒做系主任的托斯坦·威泽尔（Torsten Wiesel，日后的诺贝尔奖获得者）一起在酒吧喝啤酒，威泽尔抱怨起行政上的琐事。斯蒂芬用他惯常的微笑评价道："如果你想要得到荣耀，那就得把事情做好。"说这句话时，他直直地盯着威泽尔。

斯蒂芬也在午餐时教育过我。当时他安静地坐在椅子上，吃着装在塑料盒里的午饭便当，离我隔着几把椅子远。我在和同伴抱怨自己研究的问题不够普适（当时看上去，它只涉及视网膜，对神经系统的其他部分似乎没有意义）。他听到后，转过身来，用同样直勾勾的眼神看着我，直截了当地说："通过研究特定的问题，你会学到普适的东西。"

中央视觉和外周视觉

要理解视网膜是如何为我们构建视觉信息的，我们得先了解它的构造。视网膜并不只有一层感光细胞，而是有五大类神经元，它们各司其职。首先就是两种光感受器细胞（photoreceptor），视杆细胞（rod）和视锥细胞（cone）。（后文中我们将说它们参与

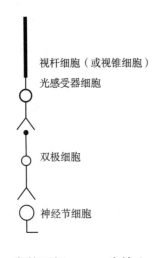

视杆细胞（或视锥细胞）
光感受器细胞

双极细胞

神经节细胞

的是"早期"的视觉过程。）

　　这些神经元能探测光亮，并且是视网膜中的感光主力，其中视杆细胞负责星星月亮的微光，而视锥细胞则负责黎明之后的强光。这些视杆细胞和视锥细胞的输出通过突触连接到一种中间神经元上，后者被称为双极细胞（bipolar cell），因为它们与其他视网膜神经元不同，细胞形态呈现出清晰的两极——一头输入、一头输出。双极细胞从视锥细胞和视杆细胞处获得输入，再将输出传递给视网膜神经节细胞（retinal ganglion cell），后者的长长轴突束成了视神经。视网膜神经节细胞传递给大脑的，就是大脑能从外部世界得到的全部视觉信息了。（它参与的视觉过程比视杆细胞和视锥细胞更"后期"。）

　　我们晚点儿再谈另外两种视网膜神经元，正是它们为视网膜增添了更多趣味。现在我们先小结一下：光感受器细胞、双极细胞和神经节细胞组成了视网膜的信息传递骨架，而它们在视网膜里的空间排布，决定了我们的视力能有多好。

　　看到一枚500英尺外的硬币，当然得用到你最敏锐的视力，这只能是你视野中心的那部分，这在视网膜上叫作中央凹。大多数人都知道自己视野边缘的视力没有视野中心敏锐，但很少知道区别能有多大。一个普通人的中央视野区只有5度宽，这相当于在一臂外半只手的宽度。一远离中央，视觉锐度便急剧下降。依旧在一臂外，远离视野中央一两个脚掌距离，我甚至看不清你举了几根手指。事实上，眼科医生对这个程度的视力有一个称呼，就叫"能数出手指"。在糟糕视力的"众神殿"中，比它更糟糕的叫"能看到手动"。如果一个人的视力只"能数出手指"，那在美国大多数州，他就是法律意义上的盲人。换句话说，我们的中央视野视觉敏锐，而中央视野以外，我们基本上是看不见的。

令人好奇的是，我们很少会察觉到我们的外周视觉有多差。当我们的眼睛在扫描视觉场景时，我们感觉自己的视力要比测出来的更好。这或许是因为，对于中央视觉曾注视过的物体，我们会有视觉记忆。

不过我们的外周视觉绝非百无一用。我们至少用它派两种用场。首先，它对变化很敏感。一些突然出现、闪烁或移动的东西会吸引我们的注意力，让我们把中央视觉转移过去。

我们还用外周视觉来导航。当我们移动时，周围掠过物体的粗糙影像会被余光捕获。即使看不清楚细节，我们还是能知道大概：这是一扇门，那是一座沙发，这是一台冰箱，那是另一个人的身体……这让我们能避开障碍，从容地走出直线。即使没有中央视觉，一些不幸的患者也能充分展现这种能力。他们所患的是一种视网膜疾病，黄斑变性。约15%的美国白人会在80岁之前发病，患者的视网膜中央凹（也就是我们视力最敏锐的区域）里的部分神经元会退化，这不会影响他们的外周视觉，但是会削弱甚至剥夺他们的中央视觉。他们会有严重的视觉障碍——无法阅读、认脸或看电视，但是他们仍然可以在自己的起居室四处走动，实际上，他们甚至能小心地在城市的人行道上走上一段。尽管由于中央视觉受损，他们是法律意义上的盲人，但是旁人并不能一眼看出他们在视力上有障碍。

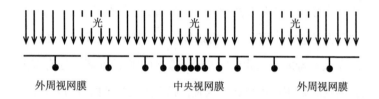

我们中央视觉和外周视觉的区别成因很明显。在上图中你可以看到，中央区域的像素密度远比边缘处高。这里的像素指的就是神经节细胞，视网膜里距离大脑最近的神经元，视神经就由它们的轴突组成。在上图中，每个黑色圆点代表一个神经节细胞，而它们上方T形结构代表每个神经节细胞接受输入的视觉区域，这些区域的面积决定了每个细胞的感受野大小。在视网膜中央，神经节细胞多而集中，每个细胞的感受野都很小。越往边缘，不论哪个方向，神经节细胞都变得更为稀疏，每个细胞接收输入的区域（它们的感受野）则变得更大。更大的感受野意味着更粗粒的像素和更低的视觉锐度。

为什么我们眼睛的那么多表面积都只有这么差的视力？为什么不在视网膜各处都塞进更多的神经节细胞，这样我们不就能同时拥有锐利的中央视觉和外周视觉了吗？当前安排的好处就是高效。视网膜神经节细胞是昂贵的，它们不仅占据视网膜的空间，还占据视神经的空间：每个神经节细胞都要将它的轴突塞进视神经里。人类视神经的直径通常有4毫米。假如视网膜每个点的神经节细胞密度都像中央凹那么高，那么视神经将会有一根橡胶水管那么粗，不说别的，这么粗的神经会让你的眼球连转都转不了。

而且向大脑传输这么高密度的信息也没有意义。假想一下，假如整个视野的图像都像你的注视点附近那么清晰，世界看上去会怎样。原则上看起来好像不错——世界就会像相片一样清晰。但你会怎么处理这些信息呢？你能想象同时处理整个视野的所有信息吗？

一些智能武器如视觉制导的炮弹就利用了和人类视觉类似的策略。尽管军火商不会热衷于披露技术细节，但我们知道这些武器也会先用粗糙的视觉定位重点区域，然后在该区域放大像素密度处理更多细节。它的目标和大脑一样：用尽可能少的计算资源来导航。

鹰眼是怎么练成的

让我们再到动物世界的另一角去看看，这会让我的阐述更清晰。想象一片刚刚收割过的麦田，地上到处是麦茬，还散落着一些秸秆。夏末的植物只剩下一层沙子般的棕黄颜色。在接近地面的位置，有一些田鼠在搜寻散落的麦粒。它们头顶的天空上有一只鹰，几乎不挥动翅膀，优雅地在20英尺的高度上盘旋。突然它收起羽翼俯冲下来，再腾起时，鹰爪已经刺穿了一只田鼠柔软的肚皮。

　　在这样的高度上，鹰是如何看到一只田鼠的呢？这可是一直隐藏在草丛中，大地般暗褐色的，仅仅两英尺长的物体啊，而鹰自己则在高空中高速翱翔。所以，我们把视力敏锐的人称为"鹰眼"是有原因的。许多人都探寻过鹰属动物敏锐视力的基础，也取得了一些不错的发现。其中之一是，鹰的视锥细胞——视网膜的第一层细胞，直接感光的那层——排列得非常密集。它们之所以能排得那么密，是因为这些视锥细胞比大多数动物的要小。鹰的视野也很大，有270度（人类只有180度）。鹰的眼睛很大，眼部占据头部的比例非常惊人，远超人类和其他哺乳类。眼睛大是件好事，毕竟照相机的镜片越大，成像也越清晰，球场边线上专业摄影师用的镜头就大到手都举不动，需要器械辅助支撑。

　　这些都蛮好，但是大多数这些讨论都有偏见成分，它们大多来自鸟类爱好者，这些人本来就知道鹰的视力好，当他们做观察时，就会特意去寻找鹰视力好的原因，而不是去客观分析鹰的眼睛。他们的一些解释在严谨的科学标准下并不能站得住脚。例如，鹰的视锥细胞确实小而密集，但是只比人类密集60%而已；它们的眼睛在小动物中也确实算大，有12毫米，但是也只有人类的一半（人类有24毫米）。当然，人类的头更大，但这不会影响光传播的物理规律；要比较眼睛的光学性能，还是人类更胜一筹。

到这里，你才能真正比较鹰和人类的视觉分辨率。你需要一点儿耐心[6]，让一只鹰学会从两个目标中选择带有点心的那个，这个目标被打上了较细的条纹，而另一个带有较粗条纹的目标则不带任何奖励。这个实验中，你可以改变条纹的粗细来测试鹰能识别出多小的差别。对于最常被测试的鹰——红隼，你会发现它们的表现甚至比人类还差一些。

但是等等！故事开头那只鹰的眼中到底发生了什么呢？它在一片麦茬丛生的田野上搜寻几只2英寸长、颜色和麦子差不多的田鼠时，毫无疑问做得比人类好得多（至少比我好）。我们怎么解释这个明显的矛盾呢？

我并不怀疑观鸟者的发现。我是这么想的：鹰之所以表现得那么好，是因为它不仅仅中央视觉出色，而且周围视觉几乎也和中央视觉一样好。证据来自它们视网膜神经元的数量和分布。就像前文说的，鹰的视锥细胞密度不可能比我大太多，将视锥细胞挤在一起的程度是有上限的。但是，真正限制视觉锐度的不是视锥密度，而是神经节细胞的密度。

真正重要的原理是，任何信息传输系统的分辨率受限于其堆积程度最低的元素的堆积密度。在视网膜里，无论对鹰还是人类来说，堆积密度最低的都是视网膜神经节细胞，它们本身在视网膜所有细胞中就为数不多。就像我们看到的那样，在大多数物种中，它们的密度还会从中央向外周迅速衰减。在鹰的眼睛里，这种衰减慢得多，事实上，鹰的视网膜神经节细胞总量比人类多得多——大约每边800万个，而普通人只有100万个。这么多细胞分布在比我们小得多的眼睛上。是的，这让它们拥有很粗的视神经，但是问题不大，因为鹰并不需要经常转动眼球，它们更多依赖于头部的转动。

这么多的神经节细胞，鹰是怎么分配的呢？一点儿入门知识：鹰实际上有两块中央视觉区域（两个中央凹，水平分布），而我们每只眼睛只有一个。但是，总体的分布才是更重要的。一个普通人视野边缘的神经节细胞密度只有中央区域的1%。但是对鹰来说，中央向外周的衰减要少得多。例如红隼，边缘的细胞密度是中央的75%。这些鹰的视网膜外周每平方毫米有15 000个神经节细胞，而人类只有500个。人类的外周视觉基本上是瞎的，鹰却不是。田鼠在鹰的眼皮底下无处可躲，因为鹰可以用敏锐的视力一次扫描一排好几米宽的麦田。

我曾经在上一节问道，假如人的视野也处处都像中央凹一样清晰，我们该如何处理海量涌入的信息。似乎鹰就在处理这样的情况，它是怎么做的呢？我们目前还只能猜测，不过可能的答案是它们的脑内有一个很厉害的图像处理计算机。一种被称为上丘的脑结构（人类脑中也有）在鹰的脑内占据了很大一块体积。这个神经回路所做的事情人类目前只能想象——人类大脑的皮质下视觉回路相对比较无能。不过终有一天，当我们解开了鸟类视觉系统图像处理的原理，我们肯定会学会一些图像增强的新方法。请注意了，Adobe 系统公司，你们的 Photoshop 软件系统可能还能从鸟那里学点儿新把戏。

第 3 章

眼睛里的微处理器

老人俯身在他的吉他上像个裁缝。天是绿的。

人们说:"你有一把蓝吉他,你弹奏的曲子变了样。"

老人回答:"我弹的是一样的曲子,只是它在蓝吉他上不一样。"

——华莱士·史蒂文斯

如前所述，在视网膜上，神经元越密集的位置，动物看得越清晰。但视网膜神经节细胞不尽相同。它们并不只是感光细胞，不像你装在防盗门上的"智能猫眼"或者电梯门上的感应摄像头，只执行单一的功能。就像你皮肤上不同的触觉神经元一样，视网膜神经元也会分别向大脑汇报不同的信号。视觉世界是支离的，因为视觉系统把它分解成特定几束不同的信号。图像处理的最初这几步让你能看到日出、躲避疾驰的车、认出你的爱人，对凡·高的画作产生由衷的赞叹。

图像处理 1：视网膜将图像分解

我们先从最简单的重编码开始，认识一下"持久"和"瞬态"两类神经节细胞之间的区别。一些视网膜神经节细胞只会在光刺激来临的一刹那发放一串尖峰信号，这些细胞被称为瞬态细胞（transient cell）。另一些则会一直发放到刺激结束为止，这些细胞被称为持久细胞（sustained cell）。你也许会记得，你皮肤上的触觉细胞也有这两种，分别给大脑发送瞬态或持续性的信号。

在持久/瞬态的分野之上，还有一个重要的维度：有些持久神经节细胞在有光刺激时持续发放，另一些则持续被抑制。瞬态细胞中也有这样两种，于是我们就有了4个不同的分类：

- 瞬态开细胞
- 瞬态关细胞
- 持久开细胞
- 持久关细胞

这对你的视觉意味着什么？想象自己是大脑，你的任务是用视神经传给你的动作电位序列来推断外界发生了什么事件。

一个瞬态细胞主要在一个视觉图像刚出现时反应，随后它的活动就下降到几乎不见。这基本就是个变化检测器。显然，你不会用瞬态细胞传来的信号认出人群中的一张脸。这张脸会在一瞬间消失，大约几百毫秒。你不会有时间来解析眼睛、鼻子、嘴的相对位置。要从稳定的注视中识别一张脸，作为大脑的你，凭借持久细胞的输出会做得更好。另一方面，想象一片翼龙形状的阴影在你的视网膜上飘过，这是视网膜绝对该向你（大脑）

报告的东西，而且得越快越生动越好。这就是瞬态细胞擅长的事。这些细胞大部分时间都保持沉默，它为自己赢得荣誉的工作就是告诉大脑自己的感受野内突然出现了什么。商家们都知道，闪烁的广告牌比静止的更有影响力，瞬态细胞解释了个中原因。

有些细胞对光亮起反应，另一些则对黑暗起反应。对光亮起反应容易理解，但是对黑暗起反应会让人有些费解。这两种反应被称为"开"反应和"关"反应。

在瞬态细胞中，有些细胞对感受野内亮度的增加起反应，它们被称为瞬态开细胞。一些神经节细胞在光被关掉时发放，这些细胞被称为瞬态关细胞。为什么会有开细胞和关细胞呢？想一想，所有的视觉对象都有边缘，一边较亮一边较暗。想象一个简单的轮廓，从黑暗的背景中分割出一片明亮的区域。这个边缘是亮的还是暗的？它既有亮区也有暗区，视网膜会将两种元素都报告给大脑。▭▮ 想象你在一心一意地阅读这行文字，直到（也许因为我的叙述）你将注视转移到上图中明暗交界处，你的视网膜神经节细胞给大脑传输了什么信号？你的目光着陆不久后，注视点左侧视野的一部分视网膜细胞猛地发出一串动作电位，这些细胞是瞬态开神经节细胞。它们告诉你的大脑，比周围环境稍亮的物体出现在了它们的感受野中。与此同时，另一群神经节细胞突然安静了一会儿，它们是瞬态关细胞。

是的，没错，大脑获得了同一信息的两种翻译。开细胞告诉大脑明亮的东西出现在了左侧，而关细胞则用另一种方式报告了同样的事。关细胞也告诉大脑"这里有些东西变亮了"，但它们是通过更少发放而不是更多发放来报告的。

几十毫秒后，情况发生了变化。瞬态细胞完成了任务并且变得相当安静。这时，大脑怎么知道分界线在哪里呢？持久细胞接下了任务。只要你的眼睛还盯着分界线，持久开细胞就持续发放动作电位，持久关细胞就持续被抑制。持久细胞的存在很重要，因为如果你的视网膜只有瞬态细胞，那分界线在几十毫秒后就会变得不可见。你需要持久细胞来实现我们认为好的视力——看清那些需要一点儿时间去观察的细节。

同时，相反的信号被另一边的视网膜发送到大脑。你的瞬态关细胞先发送信号表示右边有个较暗的物体出现在了它的感受野，瞬态开信号用相反方式发出同样的信号。过了一会儿，这些信号逐渐消失，持久细胞接手。持久开细胞让大脑明白"黑漆漆的玩意儿还在这里"，因为它们发放得比平常更少而不是更多；持久关细胞也告诉大脑"黑色的东西还在"，因此发放得更多而不是更少。我们看到，视网膜演化出了这种模式，无论是一个黑暗物体还是明亮物体划过视野，它都会先发出一个很强的信号——如果是一条美味的鱼在黑暗的水里闪闪发光，那开细胞会发出信号；如果一只张着利爪的猫头鹰在头上悄无声息地掠过，那它的影子会让关细胞兴奋。

图像处理 2：对现实世界的增强

早期视网膜细胞做的另一件重要的事是增强明暗边界（或者说边缘）的反差。请注意，"开"反应和"关"反应并没有转换视觉图像；它们只是从"明"和"暗"中挑选了一个方面告诉大脑。边缘增强（edge enhancement）则与之不同，因为传给大脑的不再是原始图像。从大脑的角度看，图像被改善了，因为边缘代表的是动作发生的地方，是信息密集之处。

边缘的重要性似乎毋庸置疑，而其存在也体现了一条非常重要的原则，即自然世界中的像素并不是随机分布的。自然世界的视觉元素是有结构的：线条、角度、曲率、表面。这意味着一些像素的出现概率受周围像素的影响。一个真正随机的视觉世界看上去就像电视雪花①。视觉系统的组织方式让它强调变化处的结构，忽视图像中无事发生的部分——如天空中央，或是一片纯色的表面。

视网膜通过一种叫作"侧向抑制"的机制来增强对边缘的响应。[1]这是视网膜所做的基本操作，我们将在后面看到，在计算机视觉中同样如此。想想明暗交界处，一侧黑色区域和另一侧白色区域的中心都没有什么信息，只有黑白变换处——边缘，才携

---

① 在数字电视还未普及的年代，电视机接收的模拟信号容易收到干扰，造成屏幕上因白噪声产生的随机像素点，俗称"雪花"。数字电视上已很难看到。——译者注

带了最多信息。侧向抑制增强了神经节细胞在边缘处的响应。正因为侧向抑制，明暗交界两边的信号差异才比没有边缘时更强。这个例子告诉我们，视网膜会从视觉世界中选取重要的特征传输给大脑。

我们的手机和电脑也内置了数字边缘增强，你也许会注意到，数码图片通常可以"增强对比"或者"锐化边缘"，如果打开这个选项，会让图片看上去更清晰。当然了，世界上没有免费的午餐，边缘增强的图片通常会失去灰蒙蒙的色调，不过有时这种交换是值得的。

侧向抑制在感觉系统中随处可见：视觉、听觉、触觉，甚至在味觉和嗅觉中都能找到。它在所有哺乳动物和很多无脊椎动物中都存在，这是自然界中最早出现的图像处理技巧之一，一般这种在演化早期就出现的性状至关重要。为什么侧向抑制对边缘增强如此重要呢？

要寻找答案，我们需要考虑整个视网膜神经节细胞群体，检视它们报告的信号中反映出的侧向抑制。下面的草图展示了图像处理的初级阶段，这时"正确"的图像刚刚落在视网膜表面，被视杆和视锥细胞探测到之后，被视网膜转换并被神经节细胞传送给大脑。

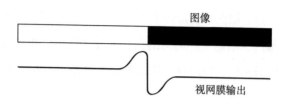

图片上半部分展示了实际的视觉图像，一条半黑半白的线。图片底部展示了神经节细胞传送给大脑的信号强度。注意紧贴边缘的地方，每个神经节细胞发出的信号都变大了。在边缘的明亮一侧，信号水平更高；在黑暗一侧，信号水平更低。对大脑来说，这样的效果就是黑白之间的区别（即边缘之所在的信号）被强化了。

为简便起见，我只示意了开细胞的信号，但事实上有一半的神经节细胞是关细胞。关细胞的反应正好相反，但是效果却是相同的——强化了边缘附近的差别，即导数信号[1]。

让我们考虑一个有趣的问题：如果上面的刺激中，暗区的颜色是完全的黑色，亮区的颜色是完全的白色，那么边缘暗边的黑色会比黑色更黑吗？亮边会比白色更白吗？如果暗区真的是完全黑色，亮区真的是完全白色，那根据定义，开系统和关系统都会达到极限——它们不能发出低于零或高于100%的信号，但是在真实世界中，通常一个图像的每个部分都处于某个中间值——它们是相对更暗或更亮，但不会是绝对的暗或亮。当我们的视觉系统看到由亮到暗的转变，侧向抑制效应会增强这个信号，让我们

① 在这个例子里，更像是二阶导数信号。——译者注

更明显地感知对比度。这导致了一种著名的幻视，马赫带——当一条亮带和一条暗带相邻时，我们会觉得暗带的边缘更暗一点儿，亮带的边缘更亮一点儿。

小结一下，视网膜上覆盖着4种基本的神经节细胞：瞬态开，持久开，瞬态关，持久关。四种细胞都受侧向抑制的影响，所以相对于均一色块的中央，它们的活动在色块边缘附近会更强。但就如我们将在第4章看到的，视网膜比这更加复杂。借一篇研究论文的标题说的，视网膜"比科学家想得更智能"[2]，而我们花了好一阵才明白这一点。同时，技术的进步也让我们有了更好的手段去看清大脑是如何处理来自视网膜的信息的。

德尔·埃姆斯：分离的视网膜细胞也能看见东西

生物科学的很多诺贝尔奖都颁给了技术革新者（至少部分获奖原因在于此），但是许多技术革新在刚发表时并没有上期刊封面。少数的例外之一来自德尔·埃姆斯——一位卓越的科学家，一个宽宏大量的人，也是我最重要的老师。

阿德尔伯特·"德尔"·埃姆斯（Adelbert "Del" Ames）三世来自一个新英格兰家族，家族中的名人不胜枚举。德尔的祖父阿德尔伯特·埃姆斯一世是联邦军[①]的一位将军，在美国内战后的

————————————

① 即美国内战的北军。——译者注

重建时期，他是密西西比州的行政长官，今日的人们为他在密西西比的开明治理而纪念他。德尔的父亲是达特茅斯大学的一名教授，他发现周围环境可以扭曲你对物体的感知，并因此闻名。我们有"埃姆斯小屋"，它利用错觉把戏，让人显得更大或更小，你也许在狂欢节的游乐宫里见过。（德尔的父亲还是一位技艺熟练的业余雕塑家。他雕刻的一位印第安酋长的头像如今还能在新英格兰地区的许多小镇找到，因为它早先被用作肖马特银行①的标志。）

　　德尔是一个又高又瘦的北方佬②，老罗斯福③家的一员（他娶了老罗斯福的孙女）。他是一个热爱户外运动的人，喜欢钓鱼和打猎，身体强壮。他活到了97岁，96岁时还能滑雪穿越全美国。还在哈佛读大学时，他就参加了滑雪队，直到88岁还在比赛。他和一些大学里的朋友造了一架滑翔机——那时的滑翔机大多需要用车拖着起飞。经过一开始的加速后，飞行员得仰仗一股刚好到

---

① 肖马特（Shawmut）来自美国原住民阿尔冈昆族的语言，指的是如今的美国波士顿区域。1836年，肖马特银行建立并以著名酋长Obbatinewat的头像作为标志。该银行在大波士顿区域闻名。20世纪90年代左右，银行母公司与别的公司合并，名称和标志被弃用。——译者注

② 原文为扬基（Yankee），该称呼在不同语境有不同意义。它原意为新英格兰地区移民的后裔。对美国以外的人来说，它指全体美国人；对美国内部来说，它指美国内战期间及战后的北方人；对美国北方而言，它指东部人。——译者注

③ 这里指西奥多·罗斯福，美国第26任总统，任期为1901—1909年。——译者注

来的上升气流才能起飞。他们当中没有一个知道怎么飞，因此德尔首飞之后开始教其他人。多年之后，德尔帮助他的儿子戴维复刻了一个当年的木棍加丝线滑翔机。我帮他们起飞，在他们位于康科德的家附近的一座小山丘上，戴维冲上了山坡，跳跃起飞，调整到俯卧姿势……他达到了约10英尺（约3米）的高度，随后，哎呀，一个失误让他失控摔断了机翼。

在哈佛三年后，第二次世界大战打断了埃姆斯在哈佛的求学生涯，随后他被火速送入了医学院。他带着一丝荣耀吹嘘说他从未本科毕业。哈佛大学拒绝授予他学位，只给了他一张"曾就读"的证明。由于他拥有医学及科学背景且喜爱寒冷环境，他被军队送到阿拉斯加的费尔班克斯去研究冬季作战。在那里，他经历了人类有记录以来最低的气温之一，零下82华氏度（约零下63摄氏度）。之后军队还让他研究，有什么有效的方法能让在极端低温下暴露过的飞行员和水手恢复体温。臭名昭著的纳粹医生约瑟夫·门格勒（Josef Mengele）就做过类似的研究。

埃姆斯和他同事的发现出人意料。实验首先从志愿者进入一盆冰水开始。一旦志愿者的核心体温降低了几摄氏度，他就会被捞出来回温。95华氏度（约35摄氏度）的核心体温是非常低的，再降低几摄氏度就会导致急剧的颤抖和痛苦的手脚静脉收缩；再低的话就会危及生命。研究的重点是比较不同的回暖方式。

结果显示，一些经过时间检验的方法有它们的缺点。如果你把一个被冻坏的人放进一个温暖的房间，给他一口白兰地，他的核心体温实际上会下降。这个悲伤的悖论只源自简单的物理。很暖和的房间一般有80华氏度（约27摄氏度）。一个冻坏了的人的核心体温大概有95华氏度。酒精导致体表血管扩张，让血液更容易流到体表，遇到80华氏度的房间空气。虽然80华氏度已经很暖和了，但它还是比95华氏度低，于是酒精实际上让挨冻的人成了一个更好的热交换器，但这不是好事；挨冻者的体温虽然很低，但他还是比房间温度高，实际上他会向环境散热，这让他的核心体温雪上加霜。（更好的办法是让这个人冲个热水澡。）

战后，埃姆斯在哥伦比亚大学完成了他的医学生培训，随后返回哈佛试着做些研究。他当时还不是神经生物学家，他在哈佛医学院的生物化学系主任贝尔德·黑斯廷斯（Baird Hastings）手下受训。埃姆斯向来是一个独立思考者，他在那里开始想办法把神经组织取出体外做研究。他想如果能把大脑取出来，在体外研究，那研究起来就容易多了。这是一个激进的想法，黑斯廷斯教授告诉他这是不可能成功的，但是埃姆斯已经考虑过神经元的代谢了，想不出有任何特别的地方能阻止神经元在体外生存。

在那时，临床神经科医生在神经科学界占据主导，他们认为大脑神经元脆弱得不可言说，所以它们需要脑袋里的骨头壳儿来维系所有功能。这些医生的观点不无理由。他们知道，即使给大脑断供营养几分钟，也会导致不可逆的损伤。如果心脏停止跳动，几秒内人就会丧失意识，如果不在几分钟的窗口期内恢复，那病人的大脑就会死亡（这也意味着病人死亡）或变成植物人的大脑的状态。

在极寒的北地，埃姆斯就想过大脑的代谢。神经元确实需要很多能量——比身体里的几乎任何组织都多。大脑只有3磅重（约1.5千克），却占据了20%的身体能耗。相应地，它的供血非常充足，脑组织内密布着毛细血管。从毛细血管到神经元，被动的扩散带来营养，带走代谢副产物。但是扩散只在短距离内好用，因此大脑需要一张非常密的毛细血管网。我们教医学生说，脑子里没有一个神经元离最近的毛细血管超过0.2毫米远。这么说更方便你理解：脑内毛细血管的密度比一般床单的丝线密度还高。

埃姆斯想，也许在中枢神经系统的某处，神经元可以不与周围的非神经细胞纠缠得这么紧。他意识到视网膜就是这么一个地方。非科学家很少能意识到，中枢神经系统不仅包括脑，也包括脊髓和视网膜。这三处结构具有相同的胚胎起源、相同类型的神经元和相同的支持细胞。最重要的是，它们都躲在血脑屏障之后。血脑屏障是中枢神经系统外的包裹，将中枢神经系统和身体其余部分分隔开，为前者营造了一个独特的化学环境。视网膜和脊髓中的神经元大多是货真价实的脑细胞。将一个神经元单独拿出来，只要不是视锥细胞或视杆细胞，即使是大多数神经生物学家，也很难分辨它是来自视网膜还是来自中枢神经系统别处。

但视网膜有一个其他中枢神经系统不需要解决的问题：它需要探测光亮。如果光从一堆血管中穿过照到视网膜上，那血管和血流就会挡掉光线，就好像我们隔着一层厚厚的窗户纸看世界一样。视网膜通过一个聪明的办法解决了这个问题：视网膜是很薄的一片细胞，几乎从不超过0.3毫米厚。因为它很薄，所以它的大部分供养都靠另一边的扩散。视网膜中穿过了少数几根血管，供给最远一层的养分，但是它的主要补给都来自紧贴视网膜外侧（眼球后面）的厚厚一张血管网。

更助埃姆斯一臂之力的是，大多数哺乳动物的视网膜并不紧紧依附在周围的细胞上，因此很容易剥离。这就是为什么人有可能出现视网膜脱落的情况，一颗直击眼睛的曲棍球或壁球就有可能导致这样的风险，但是脱落的视网膜会保持自身的完整，这也是为什么如果及时手术，重新接上的视网膜只会给曲棍球球员带来有限的视觉损坏。

埃姆斯开发了一种溶液，人工复刻了沐浴着中枢神经系统的脑脊液成分。在这个关键的实验中，他快速地从深度麻醉的动物身上摘取眼球（这个动物将在从麻醉中醒来之前被人道地安乐死），将眼球对半切开，轻轻地分离视网膜，这时视网膜还挂在视神经上。将视神经切断后，视网膜就游离在溶液中了。它是一个近乎透明的圆拱，精巧美丽，静息时呈浅粉色，被光照多了则会被漂成银色。当它浮在培养皿里时，它拥有湿纸巾般的连续性，但面积只比茶匙大一点儿。

根据绝大多数定义，分离的视网膜都是活的。它继续消耗氧气和葡萄糖，它合成新的蛋白质，它排放代谢废物，视网膜神经元保持电活性。在之后的几年里，埃姆斯和他的同事展示了分离后的视网膜的行为，它们表现得一如你所预期的脑组织。最重要的是，它们对光的响应和活体动物眼睛里的视网膜基本一样。

之后几年，德尔的创新在学科内推广开，到1980年，几乎没有人会在动物体内研究视网膜了。确实，事实表明如果培养得当，许多大脑样本都能在动物体外存活以供研究。埃姆斯的特殊溶液配方现在通称埃姆斯（培养基），在西格玛奥德里奇公司（一家主流实验室化学试剂供应商）有销售。[3]我粗略估计，过去40年来，该培养基至少卖出了30万升，足够让一艘美军护卫舰浮起来了。（埃姆斯本人从来没为此申请过任何专利或回报，当他之后从西格玛公司买埃姆斯培养基时，他也要自掏腰包。）

打开的缺口

我被埃姆斯的技术吸引了。博士毕业之后，我到哈佛做他的研究副手。我在他指导下做了一个实验。用这个实验来介绍感知生物学基础实验再好不过了，没有什么奇技淫巧，也不值得什么奖项，就是真正的科学，迈向更多发现的小小的、确定的进步。

埃姆斯和我想知道视网膜里的神经环路是怎么工作的——我们要深入视网膜，探索中间神经元是如何影响神经节细胞的。我们会把视网膜暴露在影响不同突触的药物下，基本上，这就像是给这个系统一锤子精确操控的打击，看看它如何反应。

我们一开始是想看看视网膜用了哪种神经递质，但这不是最终目标，只是达到更高目的的手段。视网膜神经元有数十种突触连接，我们想要将系统细细分解，微微调整特定的突触，看看视网膜的信号会发生什么变化，比如说，是不是有种神经递质和开神经元特别相关，另一种神经递质则和关神经元密切相关？哪些神经递质参与了我们对物体运动方向的探测？它是否会让我们理解为什么视网膜里一小群神经元就能搞清楚物体朝着哪个方向运动？

基础的实验很简单。我一边用显微镜盯着，一边将微电极下降到电极头刚好碰到视网膜表面的位置。如果我走运的话，我随后就能听见视网膜神经节细胞放电的声音（我们通过放大微电极采集的微小信号的方法来检测神经元的活动）。如果没听到，我就会左右挪动电极，直到"噼啪"的声响足够稳定。一旦锁定了一个细胞，我们就把一台简陋的、空气冷却的光刺激器布置到位，它会在视网膜上打出小光点。我会在打光的同时听视网膜响应的特征。如果光引起的反应足够强烈，响应特征足够明显，我就会将测试试剂通过另一根玻璃管注入培养体系，看看这是否会改变细胞的响应特征。这一切都是在近乎黑暗中进行的，周围只有暗红色的灯光（就像暗房中一样），以避免意外刺激视网膜。在你周围的背景声音，是送风口的嘶嘶声和神经记录中噼里啪啦的背景噪声。

哦，对了，整个房间都会被加热到体温温度，即99华氏度（约37摄氏度）。德尔刚开始设计实验设置时，并不知道哪些重要的变量会影响神经组织在体外的存活，对他来说，把温度考虑在内是相当合理的。于是他将温度也纳入控制，设置在视网膜正常所在的温度下。但是视网膜是用流动的溶液混合新鲜的氧气培养的，他怎么能保证培养皿里的液体温度不会偏离设定温度呢？永远一丝不苟的德尔决定，将整个房间的温度都控制到99华氏度，这样，房间里的一切——视网膜、溶液、流动的培养基——都将保持这个温度。他委托定制了这样一个小小的"温房"，让他得以用外部的温控把房间加热到他想要的温度。在冬季，空气干燥时，在这个小小的99华氏度房间里一口气待12个小时还过得去；但在潮湿的夏季，就不那么舒服了。（在我建立自己的实验室时，我做的头几件事之一就是找其他办法来控制温度。）

那个时候，已知的神经递质还很少。不过有趣的是，在视网膜里，这些递质都能用粗糙的化学分析在某处找到。我们决定用这些神经递质作为神经学标记，来给细胞们分类。因为不同功能的神经元使用不同的神经递质，所以我们认为这样的分类将揭示不同视网膜细胞的功能。

乙酰胆碱是最早知道，也是当时被研究得最多的神经递质。视网膜里有特别高浓度的乙酰胆碱，同等重量，视网膜里的乙酰胆碱含量要比几乎所有其他神经组织都要高。埃姆斯和丹尼尔·波仑（Daniel Pollen）的初步实验结果显示，一些视网膜神经节细胞似乎能被乙酰胆碱影响。因为乙酰胆碱是很早就被发现的一种神经递质，所以我们手头有很多药物能影响由乙酰胆碱所介导的突触。

我很快发现许多视网膜神经节细胞能被乙酰胆碱，或类似乙酰胆碱的药物激活。这些反应是一致的，如果一个细胞能被乙酰胆碱激活，它也能被乙酰胆碱的激动剂（能增强乙酰胆碱效果的药物）所激活。一些类型的神经节细胞对乙酰胆碱（或其类似物）有一致的反应，而另一些则没有，但要找到它们之中还有哪些一致的反应模式却不容易。（我一度以为开细胞会对乙酰胆碱更敏感，却并没有发现明显的分界。现在我知道那是因为当时对神经元反应的分类太粗糙了。）

接着，我开始寻找哪些细胞里有乙酰胆碱。研究这个可不容易，而让这个项目得以成真的，是我和我朋友约翰·米尔斯（John Mills）的长期合作。他拥有将标记的乙酰胆碱固定在原位的独门绝技。我们在探索之路的尽头发现，乙酰胆碱藏在一小群无长突细胞中。［无长突细胞（amacrine cell）是一种视网膜中间神经元，它们能影响神经节细胞的发放，我很快会聊到它们。］这些细胞后来被称为"星爆"细胞，因为富于想象力的神经解剖学家泰德·法米吉列蒂（Ted Famiglietti）觉得它们优雅对称的造型像是名为"星爆"的烟花。再后来我们知道，这些细胞正是赋予视网膜神经节细胞方向选择性的主要推动力。

我接着做了两个别的小研究项目，但是上述主要发现用了我们大约7年几乎不间断的工作。

更进一步

我们发现乙酰胆碱是视网膜里的一种神经递质，而且它是由一小群无长突细胞释放的。但那只是一种神经递质罢了，我们还想了解其他神经递质。从生物化学实验中我们知道，视网膜里还有别的神经递质——例如多巴胺，在大脑的其他地方，它因介导奖赏、欢愉和成瘾而出名。（我并不认为视网膜是奖赏系统的一部分，多巴胺在视网膜里有别的用处。）瑞典的伯恩特·埃因格尔（Berndt Ehinger）带领来自世界各地的一些科学家，开展了一个鉴定哪些细胞释放其他神经递质的项目。由于研究方法的增加，这些研究变得容易很多。我自己的实验室也参与了这个项目，不过有一些小区别。

我个人的想法是，只是制作一份视网膜神经递质的清单挺无聊的。更重要的应该是它们作为特定细胞类型的标记。我们这一小群人与项目中大多数人做的不同的是，坚持去探究不同类型神经元的形态和确切数量。我们想要脱离传统解剖学的随意记录风格，一些批评家把它称为"蝴蝶标本采集"风格。这种旧派研究风格喜欢找一个好看的样本，画下图样，加入收藏夹，然后继续寻找下一种。

我对神经元的数量、连接以及它的整个枝干感兴趣，尤其是能让我们将它与其他神经元区分开的、它所包含的神经递质。我说的神经元"枝干"即它的轴突树突组成的树，因为它们是一个神经元与其他神经元接触的部分，所以它们也决定了神经元所有可能的连接。对我来说最重要的是细胞的整体结构和数目——你可以用它们无可辩驳地绘制出视网膜神经元的连线，并由此理解它们的功能。

这点的重要性是一场讲座带给我的，那是在一场视觉研究大会上，主讲人是海因兹·瓦塞尔（Heinz Wässle），他是马克斯·普朗克研究所（简称马普所）位于法兰克福的脑科学分所所长，一个与我年龄相仿的高个子德国人。马普所是一系列大型研究实验室，每个实验室由一位科学家领头，它们数量不多，由德国政府重金支持。马普所各所所长都是德国科学的精英，在那时，海因兹是最年轻的马普所所长。

那场讲座在佛罗里达西部海滩的酒店会议厅里进行，在那里，我第一次听见海因兹谈到他刚刚与布赖恩·博伊克特（Brian Boycott）在神经节细胞上做的研究。[4] 他们设法染色标记了两种神经节细胞——一种数量少、体积大（被称为α细胞），另一种则数量多、体积小（被称为β细胞）。随后，借由他学生利奥·佩奇（Leo Peichl）和澳大利亚研究者的合作，海因兹的研究显示α细胞和β细胞的形态对应了它们对视觉输入的编码：α细胞是瞬态开细胞和瞬态关细胞，β细胞是持久开细胞和持久关细胞。

　　为什么这个新闻让人振奋？因为首先它意味着一个细胞的独特形状能告诉我们，它在视网膜里发挥了独特的作用。事实上，我们研究得越深入，就越确定不同的细胞形态总是对应着视网膜这个大机器里的不同功能元件。我们可以从细胞形态反向破译神经的微环路——那个让细胞行其所能的神经环路。因此，一张解释视网膜（这个编码我们视觉图像的机器）如何工作的画卷近在我们眼前。

　　令人振奋的第二个原因，是海因兹和布赖恩的研究结果很可信。他们的解剖学研究不仅仅给我们呈现了美丽的、"蝴蝶标本采集"式的图片记录，告诉我们"典型"的α细胞和β细胞长什么样，而且还给出了供他人再度寻找它们的、关于整群细胞的信息。由于其可信度，他们对两种细胞的典型形态的发现才是惊人的：就像枫树的分叉方式与橡树不同一样，α细胞和β细胞也有互相不同的形态，这些区别在你只有两个个例时并不容易找到——就像你只看到一棵枫树，但是，当你看到一堆同一类型的细胞时，一致的特征就呼之欲出了。只需要一点儿练习，你就能在瞬间认出一个α细胞或一个β细胞。尽管海因兹只发现了两种类型，也一定还有其他的。

　　我和哈佛的两个好朋友一起去参会，但他们来自不同的科学领域，所以他们决定不去听海因兹的报告。我离开时，他们正在粗木板搭就的水边酒吧里享用着一罐啤酒，墨西哥湾的轻柔海风吹拂着头顶的棕榈叶；我回来时，他们正在喝第二罐啤酒。

我对他们说："我刚刚听到的报告将会变革我们研究神经环路的方式。"

"什么样的报告？"他们急切地问道。

我向他们复述了海因兹的报告，并且说我们也许很快就能看到整群整群的细胞，而且我们可以用他们的方法，通过鉴定细胞的形态来鉴别它们是否是具有不同功能的细胞，用真正定量的证据取代个案记录。我们总算能获得一点儿坚实的知识了！

我能看出他们脸上的失望表情。他们在想："解剖学？你在开玩笑吧。"但是海因兹的报告坚定了我的想法：我看到了一个程序化的方法，一条自下而上的路径，它迟早会带我们找到有关视觉工作原理的重要知识。

事实证明，我们对视网膜内神经元组织方式的理解，特别是对它们的多样性的理解，同样预示着我们将改变对中枢神经系统内的其他结构的理解。

第 4 章

幽灵神经元

忒瑞西阿斯，如果你明白，你就得门儿
清，否则你就是不明白。①

——埃兹拉·庞德

① T. S. 艾略特（T.S. Eliot）在诗作《荒原》的手稿中，借传说中的盲人先知忒瑞西阿斯之口写道："在她脑中，可能飘过一个半成形的想法。"他的朋友庞德并不喜欢"可能"，并在页边空白处写下了这句尖刻的评论。对科学家和诗人来说，这都是个好建议——几乎知道是没有意义的。庞德的评论摘自《荒原》的这个版本：*The Waste Land: A Facsimile and Transcript of the Original Drafts*, ed. V. Eliot [New York: Houghton Mifflin, 1971]

21世纪的神经科学有一场悄无声息的革命，它重塑了解剖学研究。解剖学一度被认为是无聊的、无用的操作，是"蝴蝶标本采集"。然而，了解大脑的结构一直都很重要。神经科学的开创者和守护神——圣地亚哥·拉蒙-卡哈尔（Santiago Ramón y Cajal）的研究就完全基于神经解剖学。可以肯定的是，医学生最不愿意做的事情之一，就是去背诵大脑的几十条神经束和几十个神经核团。然而宽泛地说，神经解剖学——或者按照现在的说法，有时叫作结构神经生物学——正是神经科学的核心所在：大脑是一个连接而成的机器，大脑做的所有事最终都归结到它的各个部分互相连接的方式。

2000年左右，几项技术进步叠加在一起，为理解大脑解剖结构带来了巨大的突破。第一项进步是显微镜分辨率的巨幅提升，标志是共聚焦显微镜的发明。另一项进步是让细胞组分可视化的方法爆炸性地增多了。分子生物学的神奇工具让我们能为最小的亚细胞组分制造标记，而共聚焦显微镜让我们能看到它们：在自然环境中游动着的运动细胞；在黑暗下成团的发光细胞，不同细胞类型还能发不同的光①。这些进步让我们能做以前不敢想的梦：普查大脑中的所有神经元——列出大脑（或视网膜）的完整"组成表"，这是解开连接奥秘的第一步。

无法鉴定的神经元

海因兹·瓦塞尔在佛罗里达海边会议上所做的报告，让我们这些神经生物学家知道，可以自下而上地将视网膜拆解开来研究。我们可以制作一个完整组成表，然后探究每个组分在干什么。就像我刚刚说的，我们很快有了很棒的新工具来帮助我们。

免疫组织化学（immunocytochemistry）在1990年左右出现，它是一种能让我们看到几乎所有蛋白质分子在细胞或者组织内位置的工具。你在电视上看到闪闪发亮的旋转着的神经元，大多数是用免疫组织化学看到的，这个技术操作上较简单，呈现出的结果在视觉上又很华丽。

它也可以让人挫败。我可以告诉你一个故事，一款商用试剂浪费了我实验室一年的工作（从物质的角度，可以说一家不道德

---

① 大多数细胞在自然情况下不会发光，科学家为了便于观察，会对动物或某些细胞做转基因操作，或者用下文所述的免疫组化方法直接染色，让它们在显微镜的激发光照射下发出荧光（fluorescence）。——译者注

的供应商让美国纳税者白花了30万美元）。然而，神经生物学家还是一头扎了进去。朱莉·桑德尔（Julie Sandell）一开始在哈佛，后来去了波士顿大学；哈维·卡滕（Harvey Karten）和尼克·布雷查（Nick Brecha）本身就是技术先驱；瑞典的伯恩特·埃因格尔；德国的海因兹·瓦塞尔和利奥·佩奇；得克萨斯的戴安娜·雷德本（Dianna Redburn）和史蒂夫·马西（Steve Massey）……新西兰的戴维·瓦尼（David Vaney）用显微镜拍下了美丽的图片，找到了他原初的爱：他在变老以前退出了科研圈，做起了职业摄影师。

　　只要有合适的试剂，任何人都能用一台荧光显微镜照亮所有包含特定分子的视网膜神经元。在较低的放大倍数下，你能在黑暗背景中看到一片闪亮的星星。在较高倍数下，你能看到一个神经元的具体形态，它那细细的突起穿进视网膜中，这些突起是神经元之间互相连接之所在。哪些试剂会挑出哪些亚型的视网膜神经元里的分子呢？这通常是（现在仍然是）靠猜测的。如今最好的探针还是突触的神经递质：多巴胺、我们的老朋友乙酰胆碱、血清素等，它们中的每一个都在相对较少种视网膜神经元中存在。（当然，一个神经元里包含的分子种类更多，或许有上万种，但它们中的大多数在许许多多种神经元都存在，不仅仅是视网膜，在大脑和身体别处也有；它们做一些例如提供能量、维持结构之类的事。对我们的研究来说，它们用处不大。）

　　我们实验室发表了二三十篇研究论文，收集了一条视网膜神经元类型的列表（大约有12种）。这些细胞类型的染色很可靠，你可以轻易重复这些实验。这意味着这些类型的所有细胞，都可以与视网膜里的其他神经元在显微镜下区分开。我们可以测量它们的大小，可以给它们计数——这听上去或许微不足道，但却是真正的科学的基础。这让我们能超越标本采集，超脱于单一"典型"细胞的概念，转向一幅这些细胞关于视觉做了什么、又不做什么的图景。举个例子，一些类型的视网膜神经元数量很少，但却散布在视网膜各处。我们知道这样的细胞不会去传输高分辨率的图像：低细胞数量意味着很少的像素，细胞数量太少，每个细胞采样范围太大，以至于其传输给大脑的图像清晰度将大大降低，每个点都是巨大的模糊泡泡。相应地，有些小细胞数量很多，紧密地堆积在视网膜上。我们不难想到它们将从视网膜向大脑提供一条高分辨率通路，事实也的确如此。

　　我们和其他实验室美滋滋地拍摄着精美的图片，猜测视网膜的每个部分如何工作。然而过了不久，我们就没有分子可染了。只有一些分子能标记特定类型的神经元，我们试过的其他分子都不行。不幸的是，房间里还有头大象：我们能鉴定的大多数细胞数量相对较少，我们可以标记整群整群的细胞类型，而被染上颜色的那些细胞都散布在整个视网膜上，彼此隔得很远。在它们之间的空隙里，有整排整排的神经元，我们用过的任何分子都不能把它们标记染色。如果说视网膜是一本涂色本，我们只能给20%的部分涂上颜色，剩下的全是空白。

　　这令人不安。对我们所尝试的研究来说，我们要理解神经节细胞的所有信息源，这是至关重要的：如果大部分潜在的提供信息的细胞都不在我们的视线中，我们怎么能指望理解视网膜的计算呢？怎么去理解对比增强、方向选择以及其他种种呢？

　　我得承认，我们试图将这些细胞分类出来的最大动机还是出于好奇心。假如给你一台古董钟表让你维修，却不给你操作手册，也许你用不了多久就能看出钟摆是计时结构的一部分，但是面对躺在里面的一堆黄铜齿轮、转盘，你怎么才能知道它们各自派上了什么用场呢？大自然这位超凡的钟表匠，就是这么捉弄我们的。

　　面对视网膜或是中枢神经系统的其他部分，问题就在于没有特殊染料的时候，所有神经元看上去都一样。我们的通用染料只能标识细胞体，但是正是那没有染上的细细突起——伸出去接收输入的树突，以及向其他神经元发送信号的轴突，才让每种细胞类型变得特殊。因此，对神经细胞类型的研究才一度是标本采集般的逸事记录，解剖学家只能研究刚好被染上的个例，而一个细胞能否被染上靠的完全是运气和直觉。

　　我们觉得在视网膜上我们应该能做得更好，因为它在结构上有起始有终结，信息流动方向又是单一的。与许多大脑区域不同的是，我们知道视网膜的功能是什么，而且它在空间上也很紧凑——从光感受器到神经节细胞只有约0.3毫米。我们觉得，为视网膜里的所有细胞绘制一张地图，而不仅仅是随机寻找标本，应该是一个可以实现的目标。用现代术语来说，这种列出一整个结构里所有神经元的研究会被称作神经组学（neurome），这是在类比基因组学（将一个动物的所有基因列出来的研究）。

追踪幽灵神经元

但该怎么做呢？我们先从最基础的层级开始。惊人的是，当时我们只有视网膜神经的最粗糙分类：光感受器、水平细胞（horizontal cell）、双极细胞、无长突细胞以及神经节细胞。用普通的染色方法，这五种细胞看上去差不多，与本页下方插图中的这些卵圆形小圈没什么差别。我们知道这些细胞大类的存在，也可以猜测它们大致的数量比例，但是怎么才能搞清楚那边实际有什么呢？下图展现了视网膜在我们眼前的大致样子：我们能鉴定少数细胞（涂黑的、有细长突起的细胞），但剩下的空心圆圈，对我们来说是个谜。

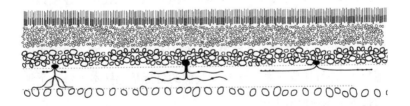

为了寻求建议，我找到了埃利奥·拉维奥拉（Elio Raviola），他是哈佛神经生物学系的资深成员。拉维奥拉是科学家中的科

学家，精通神经解剖学中的一切。我问，他的十八般武器之
一——电子显微镜（electron microscopy），是否能用来鉴定不同
类型细胞之间的区别。他说当然能，但是这很费人工，得有个人
坐在切片机前切几万张视网膜的超薄切片。埃利奥还有更棒的事
情要做，帮不了忙，但他向我推荐了意大利科学家恩里卡·斯特
雷托伊（Enrica Strettoi），她刚在他那里做完一轮博士后。和埃利
奥一样，恩里卡是一个聪明、友善、外向，而且在科学上毫不含
糊的人。他们一起完成过一个超棒的、用连续切片电子显微镜研
究视网膜内神经连接的项目。恩里卡为我的项目带来了技术、规
范和激情，她的关键性洞见让我们的研究得以成功。

　　"我们并不需要用高分辨率分析来折磨自己，"她说，"与其
纠结于细微的差别，不如用根本的定义来鉴定细胞，也就是它们
的突起向哪个方向延伸、在哪一层形成连接。"在电子显微镜下，
这些突起很大。事实上，恩里卡指出，把光学显微镜的分辨率推
到极致的话，我们也能在镜头下看到它们。这样的话，我们就能
少切很多切片，因为光学显微镜的切片厚度可以比电子显微镜所
要求的厚10倍，而它覆盖的视野要大得多。于是，我们准备了三
维的视网膜固体样本（这在电子成像时代很容易，在当时则难以
想象），并且切成一系列切片。我们的目标是把样本里每一个细
胞都确定无疑地鉴定出来。

　　我们在波士顿准备视网膜样本。回到比萨后，恩里卡把它们
切成连续切片，给每张切片拍照。随后，她将底片邮寄给我们。

那时，邮寄靠的还是国际平邮（这个项目几近完成时，我们总算用上了数字底片和电子邮件）。我们小组的第三位成员是我的技术员丽贝卡·罗克希尔（Rebecca Rockhill）。丽贝卡是我们的劳模，我让她去暗房冲洗几千张相片，她二话不说，只花了5个星期就从暗房出来了，手里拿着的8.5英寸乘11英寸的相片还散发着显影剂的呛鼻烟雾。

我们坐在一张长桌上把那堆相片一张一张地翻过去，来鉴定每一个细胞。如果你和我们坐在一起，你会看到，在第一张照片上，有一堆细胞体在不同位置切出的不规则侧面。你选一个细胞，随便选一个，然后翻到第二张相片找同一个细胞，看到它在稍微不同的深度被切出的侧面。你再翻到第三张，重复这个操作，直到你看到一根突起离开细胞体———一根树突或轴突。你问你自己："这个突起会向上延伸到光感受器细胞，还是向下延伸到神经节细胞？"通过下一张相片，你更加明确了突起的方向。你继续翻，看着突起延伸到内突触层或外突触层，再过几张切片，这根突起便缩小不见了。这时你已经从细胞体一路找到这根突起的起始和终点，直到它太细，细到你再也找不下去了，但你已经跟了它足够远，你的自信足以判断出它到底延伸至视网膜内层还是外层。

毋庸置疑，鉴定细胞一根突起的轨迹，意味着你能通过细胞类型的根本定义鉴定它是双极细胞、无长突细胞还是水平细胞（见第77页图）：无长突细胞只把突起延伸到视网膜内层，水平细胞只延伸到外层，而双极细胞则会延伸到两层。那让我们回到第一张相片，用标签笔在细胞体上写上"B"（双极细胞）、"A"（无长突细胞）或"H"（水平细胞）。如果这是一个细胞类型中我们第一个标记的细胞，那我们就会写上"B1"、"A1"或"H1"，然后再看下一个细胞。

我自己鉴定了一些细胞，其他的则由暑期实习的学生完成。（这听上去像是一个无聊的暑期实习，但学生们似乎并没有受到什么永久性创伤，其中有两位如今还是功成名就的神经科学家。）因为我们对鉴定的每个细胞都在纸上做了标记，所以我们确保自己能回过头检查我们的结论，这样，每一步都是严谨的，我们把视网膜中层的所有细胞都鉴定了个遍，明确了水平细胞、双极细胞和无长突细胞的确切占比。这个实验没有出差错的空间，这感觉很棒。

一旦我们明确了细胞的大类，我们就可以问一个更细节的问题：我们之前的染色漏掉了多少无长突细胞？我们先从无长突细胞开始，是因为它们是视网膜内层中数量最多却被研究得最少的细胞。在所有无长突细胞中，有多少细胞是我们已知的类型？令人震惊的是，所有已知的类型加起来只占细胞总数量的24%。[①]

---

① 通过追踪树突和轴突延伸的终点，你可以算出无长突细胞在视网膜中层细胞的占比，从而估算出无长突细胞的总量。在用分子标记染色的相片上，也可以用同样的方法估计每种已知类型的无长突细胞数量，加和之后，就可以知道已知的无长突细胞一共有多少，以及其占所有无长突细胞数量的比例。——译者注

尽管有一个清楚的答案很好，但这个答案并不让人振奋。还记得我们最初的目标吗，为什么我们要数细胞数到深夜？我们是要理解视网膜如何处理信息：视网膜通过神经节细胞给大脑发送了什么信息，也就是说，视网膜是如何产生视觉的第一步的？如果我们想知道神经节细胞是如何产生它的输出的，那对我们来说，看不见神经节细胞剩下的76%潜在输入，真是太不走运了。

恩里卡·斯特雷托伊

意大利国家研究委员会神经科学研究所的恩里卡·斯特雷托伊，身高约1米6，穿着得体，笑口常开。即使她有时穿牛仔裤来实验室，身上也总会有些创意穿搭——她从不穿T恤，而且她常常穿着一双高跟鞋。在我的记忆里，恩里卡从仲夏比萨的拥挤街头走来，镇定自若，穿着优雅的白色亚麻夹克和点缀着珍珠的短裙，脚上的高跟鞋轻松地踩过并不平整的石子路。

她生长在比萨，现在还住在那里。比萨是中世纪欧洲最早的大学城之一。她在母亲的杂货铺的楼上长大。如今，她住到了郊区的大房子里，房屋外是围墙花园，这是一幢她丈夫家所有的农场墅院。丈夫卢卡是她邻居家的孩子。她的母亲和另外两个女儿住在附近，其中一个女儿是医生，另一个是仍在受训的医学生。与她们热情洋溢的母亲不同，女儿们安静，说话轻声细语，讲起英语时流利又小心。

　　恩里卡工作很努力。像意大利人推崇的那样，她热爱在周末为家人烹饪；其他时候则比任何人来实验室都早，走得却很晚。她努力对蠢人礼貌，但不会太有耐心。她的习惯是激情工作几个月，然后和家人过一个长长的假期——8月在海滩或阿尔卑斯山，圣诞节在比萨的家里。她是一个虔诚的天主教徒。她和卢卡都在当地的歌剧团唱歌。她给朋友发邮件时会在结尾附上"来自恩里卡的拥抱"。

　　她的科研目标之一是缓解几种常见的遗传性盲症，这些疾病被统称为色素性视网膜炎（RP），病因是视网膜光感受器细胞里的基因缺陷。如果你遗传了其中一种基因，你的光感受器细胞就会退化，你就会变瞎——有时是在出生后几年，有时是几十年后。

　　恩里卡想知道感觉输入是否会影响退化进程。她和学生把拥有同样基因缺陷的小鼠作为模式系统来研究。她把一组小鼠养在无聊的普通笼子里，另一组几乎同样的小鼠养在她说的"充满玩具"的笼子里：有可供攀爬的木头格子，可供躲藏的洞，可供运动的跑轮。让她吃惊的是，在充分丰容的环境里，小鼠的视网膜确实退化得慢得多。长话短说，事实证明，主要的益处来源于那个跑轮——运动，同时结合了感觉刺激。[1]

　　这具体是怎么做到的尚不清楚，学界对恩里卡的发现也没有给予太多的关注。运动有益健康并非新闻——大家都知道运动是"神药"，可以延缓甚至预防从头到脚的各种疾病。但是对于任何罹患 RP 的患者来说，运动能延缓视网膜退化这件事值得为他们所知，我可不喜欢他们不知道。因为恩里卡的科学总是做得那么完美无缺，我相信她的数据最终会被更多人所了解。如果我因为视网膜退化而开始变瞎，我保证每天会在跑步机上跑两次。

围堵无长突细胞

我们怎么才能抓住这 76% 鬼影般的无长突细胞呢？翻阅免疫化学标记的目录已经不能让我们找到什么新东西了。我们需要一些鉴定视网膜细胞的无偏方法，让我们能看到所有的细胞类型。

解决方案分成三部分。第一步，我们决定不用分子标记，转而观察细胞的形状。神经元树突和轴突的精致分叉形状自神经科学的黎明时期起就牢牢吸引了科学家。确实，卡哈尔笔下优雅的神经元树形结构，近期成了麻省理工学院一场艺术展览的主题。一直有些人怀疑神经元的形状也许不代表什么意义——它也许反映了细胞的发育历史，但不代表它成熟后的功能。然而，神经细胞的形状有一个无可辩驳的重要性：它反映了神经元的突触连接。

在下页图中，可以从侧面看到三种视网膜神经元（A、B 和 C），就像你切开眼球看到的剖面边缘。细胞 A 和细胞 C 是无长突细胞（根据定义，它们只有延伸到内视网膜的短突起，内视网膜是更靠近神经节细胞的那面）。注意，它们的突起延伸到内视网膜的不同层。这至关重要。无长突细胞 C 不可能与神经节细胞 B

有突触连接，因为它们的分叉分布在不同层。只有相互接触才能形成突触连接，这两种细胞显然接触不到彼此。

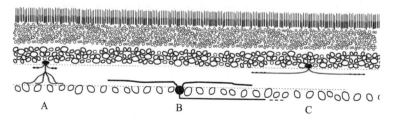

第二件值得注意的事情是，细胞突起伸展得很广，无长突细胞A和C肯定执行的是不同的功能，因为它们的形状不同，所以它们一定是两种类型的细胞。细胞A很小，细胞C很大。一个视网膜细胞的侧向伸展范围决定了它看的视野有多大。有些细胞树突伸展得广，有些伸展得窄，前者看到世界的更大一片，后者看到的是一小片。无长突细胞A和C执行着不同的视觉任务，向视网膜神经节细胞发送着不同的信号，也就让神经节细胞发送给大脑的信息变得不同。

但首先，我们怎么看到细胞的形状呢？上图所展示的细胞整体形状，在一般情况下是看不见的。细胞体——它是细胞的大本营、DNA（脱氧核糖核酸）的储藏室，也存放着让细胞产能和建造其他细胞结构的机器——还是很容易看到的，但是细胞的突起——树突和轴突，不那么容易看到，它们很细，而且更重要的是它们和其他细胞的突起纠缠在一起。即使你有一个能染所有树突的染料，你也不能确定它们来自哪些细胞。

我们需要一个能让单个细胞从其他细胞中脱颖而出的手段。不仅如此，这个方法还得可控，让我们能用它来系统性地从所有无长突细胞中采样。我们最终选定的技术是光填充（photofilling），这需要把视网膜泡在一种光敏分子溶液中，让这些分子渗透进每个细胞。然后，我们用一束集中的光，照射出一个比细胞还小的光斑，打在随机选定的一个无长突细胞上。在这个细胞内部，这一个小亮斑将触发一连串反应，让荧光分子在整个细胞里扩散，从而令这个细胞从数百万个没有荧光的背景细胞中脱颖而出。

这是一个麻烦的方法。举个例子，我们不能用常规手段拍摄荧光图像了，因为我们用来激发荧光的激发光会让周围的细胞也发生反应，发出荧光。我们只好买了一台极端敏感（也更昂贵）的数码相机，让我们能在不到 0.1 秒内拍照，周围细胞的荧光分子来不及在快门关闭前扩散。这个方法在小细胞上表现得比大细胞更好，不过通过练习，我们手艺高超的博士后玛格丽特·麦克尼尔（Margaret MacNeil）能够达到非常高的成功率。事实上，她随便选一个细胞打光，94% 的时候都能拍摄到树突丛的照片。这意味着随机取样几百次就能得到所有类型无长突细胞的代表性画像了。

还记得我们这个研究的原初问题吗？如果我们能鉴定的 24% 无长突细胞实际上是稀有类型，那常见的无长突细胞是什么类型呢？让我们很吃惊的是，答案是根本没有常见类型的无长突细胞。

　　这意味着什么呢？我们曾经希望找到无长突细胞中的一些主要角色，其他无长突细胞则扮演着周围的配角。然而出乎我们所料的是，无长突细胞是一群多样的细胞，且各种类型分布均匀。这样的话我们只能假设它们在处理视觉信息方面具有同等的重要性，我们的论文发表在一本重点期刊上（发表时只遇到了一点儿难度），结论是视网膜里有29种不同的无长突细胞，它们在处理视觉图像上各自发挥了不同的作用。

　　为什么这个微小的结论如此重要？事实证明，这是揭示视网膜如何工作的重要线索。视网膜究竟为什么需要29种无长突细胞？答案一定是因为视网膜中存在着比我们想的多得多的信息处理。无长突细胞是视网膜神经节细胞的主要输入之一，而神经节细胞是视网膜向大脑发送信息前的最后一步。如果无长突细胞如此多样，神经节细胞发送的信息一定也相当多样。这是一个进步，在理解视觉上的一个小的进步。

幽灵细胞续：双极细胞

　　我们研究无长突细胞的同时，另一些伙计也在摆弄着视网膜里的微环路。那时最重要的知识空白是双极细胞。如果你记得的话，双极细胞从光感受器细胞处接收突触输入，向视网膜里伸出一根突起，与无长突细胞和神经节细胞形成突触连接。它们是视网膜里的重要成员。如果你从视网膜里取出所有的无长突细胞，视网膜仍然能干活，虽然有点儿勉强：瞬态和持久神经节细胞依然会存在，不过它们之间的差别将不再明显；也不再会有方向选择性细胞了。一个没有无长突细胞的人还可以看，虽然他的视觉将会变得模糊且迟钝。但如果你把所有双极细胞都拿掉，视网膜

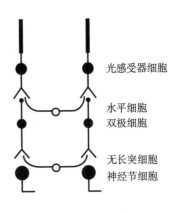

光感受器细胞

水平细胞
双极细胞

无长突细胞
神经节细胞

就只能分辨白天黑夜了，这还得靠一小部分本身就对光敏感的神经节细胞。

　　每个人都听说过科学突破——新发现或新想法像划破天空的一道闪电一样袭来，改变一整个科学领域。这绝不是常有的事。科学进步靠的是积淀：证据的积累让可能变成可信，让可信变成事实。这也是在我们理解视网膜双极细胞的道路上发生的事。

　　对双极细胞的首次系统记录，来自金子章道（Akimichi Kaneko）、弗兰克·韦布林（Frank Werblin）和约翰·道林（John Dowling）。记录显示双极细胞似乎有4种类型：瞬态开，瞬态关，持久开，持久关。很自然就能想到，这4种双极细胞驱动了4种神经节细胞。

　　但是，和无长突细胞类似，我们也有理由相信，双极细胞不止已被发现的这4种类型。到20世纪90年代中期，有四五个实验室开始研究双极细胞，他们对细胞类型的估计从4到9不等。我

自己的实验室很晚才赴宴。我们意识到前人的工作给了我们一个粗略的概念，让我们知道视网膜双极细胞大概是怎么组织的。但是这些经验很大程度上都基于逸事型的记录，也就是之前批评的"蝴蝶标本采集"，这个类型记下几个例子，再换一个类型记下几个。于是我们问了一组不同的问题：第一，有没有之前的技术染不上的双极细胞？第二，有没有什么细胞类型占主导地位？是不是有一些"老板"细胞，被一些"帮手"细胞围绕？还是说所有的双极细胞的贡献都差不多？

为了回答这些问题，我们找来了埃利奥·拉维奥拉。他对视网膜做过一组精美的染色，但是那些切片当时已经在他实验室束之高阁了好一阵。[2]他的一个学生对它们做了一些初步研究，但是这个项目还是被抛弃了，因为埃利奥这样的完美主义者敏锐地知道，不管他的手艺多么稳定，很有可能还是有双极细胞没有被染上。

我的实验室为这个项目带去了两样东西：我们贡献了光填充技术，这个技术让我们能无偏、无变地将所有双极细胞都纳入镜中。我们还给了他们玛格丽特·麦克尼尔，她当时是神经元三维成像大师。她做出的图是我们的快乐源泉，解剖学家热爱神经元的漂亮图片。我们从神经元的照片里感受到了神秘，我们觉得展现在我们面前的，就是真理的一部分。

我们甚至还有第三样指导我们分类的信息：当时细胞电突触已经被发现，有一种分子能标记出电突触之所在，这样我们就可以先标记双极细胞的电突触再成像。这部分工作是我们的朋友，阿拉巴马大学的雷·达舍（Ray Dacheux）所做的。

　　知道细胞对光的实际反应是无价的补充，因为细胞的反应和它们的形状一样截然分明。三种方法（染色、光填充和微注射）的偏差各有不同，这样的话，很难想象有什么细胞能在三种方法下都逃脱。结合所有信息，我们对自己的结果有了更多信心。我们认为，双极细胞共有13种，它们长得如下图，为埃利奥所画：

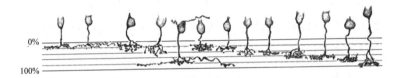

　　这幅图片强调了双极细胞的鉴定特征——它们轴突延伸的深度。我们的发现也被他人证实，即双极细胞间最大的不同就是它们的轴突在视网膜的哪个突触层分叉。如果你还记得之前那张无长突细胞的示意图，不同深度的内视网膜突触层有不同的其他细胞——无长突细胞和神经节细胞——的树突，它决定了一个双极细胞与哪种无长突细胞和神经节细胞接触。

　　我们发现，没有一种双极细胞占主导。就像无长突细胞一样，所有类型的细胞都或多或少地均等分布。也就是说，从光感受器到内视网膜，有大概13条平行的通路，然后它们会遇到大概29种无长突细胞，以及更多数量的神经节细胞，从而生成给大脑的视觉输入的最终密码。

　　随着时间推移，人们发明了更好的染色方法。海因兹·瓦塞尔和他的学生用免疫染色技术完成了另一件杰作，对双极细胞进行了更新的普查。他们的计数更加精确仔细，他们能把每种细胞的数量都数出来，加起来和双极细胞总数（我和恩里卡的计数结果）吻合。瓦塞尔和他的同僚总结道："我们的目录完整收录了11种视锥双极细胞和1种视杆双极细胞，小鼠视网膜的所有主要双极细胞类型似乎都已经被发现了。"[3]尽管如今有了更先进的电子显微技术和更强大的遗传分子标记，我们也只对麦克尼尔和瓦塞尔实验室做的目录做了微小修改。取决于不同的标准，细胞类型总数被定在12到15种不等。

　　这十几种双极细胞是视网膜的核心，它们代表了"初级"视觉。视网膜和之后的脑区域将这些双极细胞送出的信息以不同组合拼凑、修改，强调其中一部分，忽略另一部分。但是大脑不能逾越双极细胞所设定的上限。双极细胞就是视觉的基本信息源。

布赖恩·博伊克特

　　20世纪末，视网膜领域最有影响力的学者是布赖恩·博伊克特，他是一名英国王家学会会士，却从未被授予过任何高等学位。

　　我第一次遇到他是在他位于伦敦德鲁里巷的国王学院的实验室。[4]那是一个积灰的、看起来空荡荡的地方。木制的书柜，合页已经不灵活了，里面摆着古老的笔记本。布赖恩那时已是一位著名的科学家，他是生物物理研究院院长，因被埋没而闻名的女科学家罗莎琳·富兰克林（Rosalind Franklin）正是在这个学院拍下了著名的DNA结构的X射线衍射图，成就了沃森和克里克。布赖恩穿着朴素的衬衫和陈旧的宽松长裤，没戴领带。他的肚腩垂到了皮带以下，嘴里抽着没有滤嘴的香烟。我当时是个紧张而野心勃勃的入门者，刚刚开始为校外的同行所知。我和他面对面坐在实验室的椅子上。没有磨蹭多久，布赖恩就问起了我的实验，他已从小道消息对此有所耳闻。我们的谈话持续了好长一段时间，从此以后，我们还有更多次烟味缭绕的漫长对话。

1924年的冬天，布赖恩·博伊特在英国克罗伊登出生。他7岁时，他的母亲带他离开了酗酒的父亲，这让母子俩在大衰退时期失去了经济支柱。他们和朋友住了几个月，随后他的母亲找到了一个薪水不高的工作，得以租下一个单间。

幸运的是，布赖恩的生父曾是共济会成员，这让小男孩得以被共济会的一所教会学校接收。那是一所典型的英国寄宿制学校，为他提供了食物、庇护甚至衣服。他在8岁入学，除了短暂的假期，他的童年基本上在共济会学校度过。

布赖恩的童年还被疾病困扰。在学校里，虽然他似乎并没有过得不快乐，但却学什么都不在行。他法语和数学不及格，好不容易才过了物理和化学。他被剑桥大学拒绝，只能去伯贝克学院进修。伯贝克学院是伦敦大学的一个分支，是为了"在夜间教育工匠阶层"而创立的，换句话说，这是一所夜校。那时正值"二战"，是伦敦大轰炸的高峰。伯贝克学院被炸，授课只能在建筑的残骸的地下室中进行，楼上满是皱卷的废铁。伦敦大学的日间学生已经被疏散到了北威尔士的舒适安全地带，但是博伊克特和他的夜班同学只能在锡皮屋顶下学习，这里夏天热得像烤箱，下雨时则吵得让人耳聋。

布赖恩四处寻找日间工作，最终在动物学系的动物房做上了助手，他的第一个任务是打扫笼舍。也许是否愿意做这份脏活是一个测试，因为他很快就被调到了一个更有趣的职位上。他成了生理学实验室的一名低阶技术员。

在前一年，这个生理学实验室还是亨利·戴尔爵士（Sir Henry Dale）领导的。戴尔是突触生物学的先驱，他退休后，实验室保留了原本的结构和学科。布赖恩四年的本科生涯，白天扑在实验室，晚上留给上课。这对一个成长期的生物学家来说是非凡的经历。他在动物房结识了英国的工人阶级，他尊敬并喜爱他们。在戴尔的实验室，他结识了科学精英。那个年代的研究组的规模还比较小，即使是世界闻名的戴尔，也只雇用了不到15个同事和技术员。我想这个年轻能干的小技术员一定特别招人喜欢，因为他很快就有了自己的实验可做。其中之一是把狗放在平台上摇晃，直到它们呕吐。这个研究是王家空军要求的，显然是为了理解晕机背后的基础生物学原理。布赖恩没有告诉我晕机实验本身的结果，但他告诉我，有一只聪明的狗学会了一看到实验装置就吐，好让自己不再参与当天的实验。布赖恩之后持续研究巴甫洛夫条件反射背后的神经生物学原理，兴许也不是巧合了。

后来布赖恩在书中感谢了这段生活经历，那时他自己搭建并使用实验装置，结识了志同道合的科学家。他在这一时期写出了自己的第一篇科学论文，描述了一种测量蛙人呼吸装置里二氧化碳积累量的新方法。不幸的是，军方将此研究列为"机密"，尽管当时战争已经结束，博伊克特的第一篇研究成果还是没能发表。

但是很显然，他给自己的老板留下了深刻的印象。从伯贝克毕业后，布赖恩在伦敦大学学院谋得了动物学助理讲师的职位。在那里，他的主要任务是负责教授导论课程的实验课。这个基础而微小的工作如今都交给研究生助教做了。他注册了博士项目，但是没有就读，因为很快他就得到了在世界著名动物学家约翰·扎里哈·杨（J. Z. Young）处做研究助理的机会，工作地点是杨在意大利那不勒斯的海洋生物实验室。博伊克特认为杨的指导是唯一能让他学习动物如何学习的机会。他要研究的是章鱼的大脑，大海一直以来都为动物学家提供了一大堆可供研究基础原理的简单动物。

他们对于学习的神经基础的研究广受好评，不仅在大众媒体上被广泛报道（章鱼的学习，引人注目），也被各个科学领域所知。但是唯一的坏处是，相比博士论文，布赖恩的名人老板更希望他写出下一篇科学论文。直到最后布赖恩也没拿到博士学位。不过同时，年轻的博伊克特获得了很高的科学声誉。在这种情况下，英国的学术权威破格地认为博士学位对布赖恩来说并不重要，布赖恩由此得到了教职。之后，他总是很快地纠正别人不要叫他博伊克特博士，并自豪地表示自己唯一正确的称谓是博伊克特教授。

从那不勒斯回到英国后，他开始对其他与学习有关的课题感兴趣，其中之一是松鼠冬眠时大脑发生了什么变化。他搬到哈佛做了半年教学工作，部分原因是为了收集松鼠，波士顿的地松鼠可比伦敦多得多。

他在哈佛遇到了约翰·道林，他们之间的合作推动了科学进步。道林刚开始做一个用电子显微镜研究脊椎动物视网膜的项目，但是电子显微镜的放大倍数太高了，道林虽然看到了视网膜内迷人的突触排布，却不能在这么大的放大倍数下找到伸出这些突触的细胞。博伊克特是全细胞染色专家，在他研究章鱼的过程中，他就已经很擅长解开神经环路的迷宫了。博伊克特和道林很快意识到了他们之间的互补性。他们一起发表了一篇有关视网膜连接的标志性研究论文，为之后的解读铺平了道路。

布赖恩能看穿大图景，如激光般瞄准下一个大问题。在视网膜这个领域，他只带着一名技术员做了一个有关视网膜精细结构的研究。但他对这一领域的最大贡献不是他亲自做的研究，而是给我们这些后辈带来了看待学科的视野的广度。布赖恩每个月在瓦塞尔的法兰克福研究所做顾问，做批评家，做编辑，做教父以及拉拉队。瓦塞尔是一位优秀的科学家、一位高效的管理者，而且有马普所的实验室资源供他调配。因此当布赖恩思考时，瓦塞尔的实验室就会努力完善实验的细节。尽管不是一代人，博伊克特和瓦塞尔两个人还是很相似，他们既有活力又有纪律性，既正直又勤勉。

　　尽管博伊克特的生活很简单，但他并不刻板。他对世界大事、科学界的社会政治抱有健康的兴趣，也喜爱美食和美酒。他总是第一个建议去酒吧。他对科学秉持着高标准，能做出激烈的批评，但他从不拒绝和任何人交流，无论对方是清洁工、博士后还是资历最高的教授，也从不挑话题，无论是闲聊、工作、政治还是深入的理论。如果你有想说的，他就会尊重地聆听。如果他之后觉得你的标准够不上他的，他还是会很友好，但他不会再多回应你的观点。他会避开大型科学会议，嘲弄人多的会议为"羊群"。他的讲座不会演练很久，通常很随意，有时很飘忽——不似现在这个作图容易的时代里那些华丽流畅、TED演讲风格的演示。

　　布赖恩会去接触任何他感兴趣的年轻科学家。他来美国时，经常会住到我在波士顿附近的小房子里。我们会在后廊上坐到晚上，谈论视网膜细胞的分类，聊一聊我们的朋友，喝一瓶波旁威士忌。布赖恩过世后，视网膜科学家团体投票为他的科学成就设立了一个纪念奖，两年一度在佛蒙特州的山上聚会并颁奖。因为布赖恩受到的尊敬和爱戴，博伊克特奖是一项为人珍视的荣誉；获奖者会被授予一张证书，以及一瓶单麦芽苏格兰威士忌。

其中一种实现方式，是让编码器从视觉
信息中学到视觉知识基元后抛弃原始信
息，再把这些基元拿去压缩……（之后）
解码器从另一份独立习得的视觉知识基
元重新合成丢失的视觉信息，放回解压
缩的图像中去。

——一个视觉识别算法的专利应用

人不可能知道所有现实，但是完全有可
能理解所有现实。

—— 布赖恩·汤普森，《禅想》

我们已经看过了视网膜里的主要细胞，现在我们可以看看它们具体给其他神经细胞发送了什么信息。

我已经说过了一个重要的原则：对所有视觉来说，分辨率是由视网膜神经节的马赛克大小决定的，就好像屏幕分辨率的定义就是其像素密度。视网膜神经节细胞越密，人或动物的视力越清晰。

你也知道视网膜里视觉信息的种类：有些神经节细胞会对光的出现有反应，有的会对光的消失有反应，有的只有瞬态反应，有的则有持续反应。

其实还不止这些，最近的估测显示，大多数哺乳动物有至少30种不同类型的神经节细胞，它们各自对视觉刺激的不同方面起反应。我现在要告诉你还有哪些类型。细节并不如整体概念重要，但是请记住，这些都是视网膜向脑发送的最终信息，也是脑最终能获得的关于外部世界的所有视觉信息，因为脑只能从眼得到这些神经节细胞发送的信号。

"智能"的神经节细胞

我已经介绍过视网膜神经节细胞的大致分类了：开细胞、关细胞、持久细胞、瞬态细胞。但还有别的神经节细胞。"智能"的神经节细胞中最著名的要数对方向具有选择性的神经节细胞：它们对视觉刺激的特定移动方向起反应，对相反方向运动的刺激不反应。也就是说，它们对运动的方向本身起反应，而与运动的物体无关。一个方向选择性细胞喜欢亮的边缘从左向右划过视野的话，它也会对从左向右划过的暗的边缘起反应——尽管从物理上讲，两种刺激并不一样。它也不区分大物体还是小光点，只要亮斑从左向右就行。下图中的虚线圈是细胞的感受野，小圆圈是视觉刺激。只要小圆圈的移动轨迹在感受野之内，无论它在感受

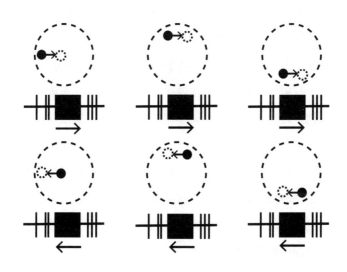

野的哪个位置，细胞都会起反应。这背后的神经机制很特殊，我不会深入讲述其细节。2015年，我的德国朋友解开了这个谜团，我们都视之为一场胜利。

我们知道这些细胞的用处：它们的存在是为了帮助我们控制眼睛的位置。想想你看着窗外火车驶过时会发生什么。眼前的图景如水一般流过，但凡你能保持眼睛不动，视觉图像就会因运动而模糊。其实，你的眼睛不会被意志锁定，它会不可避免地跟随运动的图景而转动。目光会向后漂移，然后猛地向前一跳继续跟随图像移动。如果你对此有所怀疑，在你看着窗外的运动汽车时，让你的朋友盯着你的眼睛检查一下。

视网膜里的运动选择神经元负责这个反射。如果你保持眼睛不动，外面世界的图像就会在你的视网膜上移动。运动选择神经元会被激活：它们会告诉大脑，图像在滑动以及在往哪个方向滑动。脑中的一个核团接收到这个信息后会向眼球肌肉反馈一个精确的信息，告诉它们如何收缩以令视网膜上的图像静止。

这个反射的重要性并不主要是为了让我们在汽车或火车里坐着，我们走路时也会遇到运动模糊的问题，而且这里的运动更加复杂。我们行走时，实际上是从一个点弹跳到另一个点。我们的眼球必须补偿这奇异的轨迹。方向选择性视网膜神经节细胞帮助你在你走路时稳定你的目光。可以请一个人在你保持直视（如果你可以的话）的同时把一本大字号的书反复翻页，这就是没有图像稳定机制的世界的模样。

　　第二种智能神经节细胞是局部边缘检测器。它喜欢的是小光点非常缓慢地在感受野内移动。大尺寸的刺激不会让这些细胞兴奋——事实上，地面上的图景很少包含它喜欢的刺激。威廉·利维克（William Levick）是在兔子的视网膜里发现这种细胞的，他认为这是兔子作为被捕食者演化出的适应特征。他指出，当鹰隼在高空中慢慢盘旋时，兔子眼中呈现的正是这种视觉刺激。生活在地面的哺乳类眼中就有很多这种类型的细胞，这表明小鼠和兔子的眼睛需要向天空巡查危险信号。

　　更早期些的实验者在青蛙的视网膜里也找到过具有相同选择性的神经元。他们认为那是一种飞虫探测器，这也是一种合理的解释。但是老鹰也吃青蛙——这种神经元到底是用来探测飞虫还是老鹰的呢？事实上，我们还不能给这些细胞的用处下准确的判断，我们得等到对感知的整个过程有了深入的理解才行，也就是说，我们得知道脑怎么计算和理解这些输入。与此同时，这些拟人化的描述也确实能很好地描述这些细胞的行为，让人容易记住。它们提醒我们，演化塑造这些奇特的神经元是有原因的：帮助这些动物在自己所在的视觉世界里生存。

　　最后一个例子是一种名字不太好记的神经元——对比抑制细胞。它们只会在感受野内出现边界时被抑制，注意，必须得是边界，大光斑不会让这些细胞起反应。这些细胞看到边界时不仅会安静一下子，而且只要边界还在，它就会一直保持沉默。这个细胞的显著特征也是由利维克描述的，它们在没有任何刺激时保持着高水平的自发发放，正因如此，沉默才显得十分明确，不仅对实验者来说这样，对大脑亦如是。

我之所以要提对比抑制细胞，是因为我们完全不清楚它们对动物的用处。这种细胞对视觉的贡献是什么？每个人都可以做出他的猜测。就像我说的，视觉神经元还有好多其他类型，其中很多对视觉的贡献都是未知的。因为我们看到过它们的形状、它们在视网膜里的分布和它们表达的独特基因，所以我们知道这些细胞类型的存在。有时细胞的功能看上去显而易见，尤其是像"运动探测器"这样的名字的细胞。然而，大多数细胞对视觉的贡献还是研究者们远未了解清楚的。[1]

神经节细胞如何协同巡查世界

至此，我们已经思考了单个神经节细胞怎么给大脑发信号了。我们知道神经节细胞的密度决定了动物视力的锐度，比较过人类和老鹰眼中的情形。但人类有大约100万个神经节细胞，这些不同类型的细胞是如何协同巡查视野的呢？

先考虑单种类型的神经节细胞，它们对视觉图景中的某一特征有选择性，并把观察到的信息报告给大脑。很显然，你希望这些细胞能遍布整个视网膜，这样你的视觉就不会在那个特征上遗漏某个区域。同样显而易见的是，你不希望有太多神经节细胞，视网膜会努力优化神经硬件，让神经元数量刚好满足任务所需，

因此对于每种类型,视网膜只会用刚好数目的细胞,把它们的感受野铺贴在视网膜表面,如下图所示:

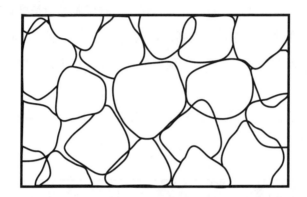

好了,现在我们看看有多种类型的神经节细胞会怎么样。我们设想有三种细胞类型,以不同灰度表示(见下图):

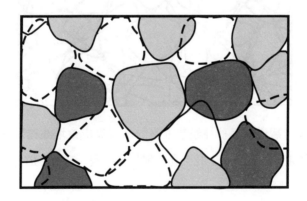

假设一种是标准的开细胞,一种是方向选择性神经节细胞,还有一种是对比抑制细胞。在上图中,视网膜表面有三种细胞,但没有一种完全覆盖视网膜表面。有些区域只有一种视网膜细胞而没有另外两种。如果你的视网膜是这样的，那你的视觉就有缺口了——更准确地说，是视觉能力的缺口，在缺口处，你会缺失一些视觉特征的报告。假如说，一种细胞类型是检测运动的，那在缺口处你就看不到运动的刺激了。（事实上，有些不幸的人天生缺失这种能力。他们的目光不能稳定，会快速左右摇摆。）

实际上，三种神经节细胞应该各自完整地铺贴在视网膜上，如下图所示。

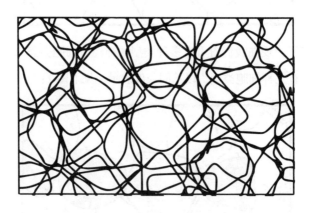

换句话说，每种神经节细胞的马赛克应该堆叠在另一种之上。如果你往视网膜上扎个孔，那你会碰到所有类型的神经节细胞的感受野。

既然视觉世界的像被投射在视网膜上，那我们就有了一个有力的结论：报告给大脑的视觉图像，每个点都接受了大概30种分析，每种神经节细胞报告该点的一种特征。

在下图中，我标记了视网膜向大脑报告的、有关图像上一个点的信息（这个点在篮球运动员的肩峰位置，用黑点标出）。不同的视网膜神经元报告它们在这个点上看到的不同信息。例如，有些细胞有选择地告诉大脑是否有东西在向上、下、左或右移动；还有一组细胞有选择地报告这个点落在色谱的哪一段。局域边缘检测细胞则不会有太大反应，因为这个点上没有边缘，没有反差，只有均匀的一片，不像是飞虫或高飞的鹰。最后，还有那些我们知道其存在（因为我们能从解剖上看到它们，也能从基因表达差异中区分），却不知道它们能告诉大脑什么的细胞。

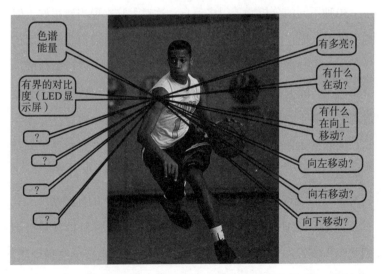

还有一种说明问题的方法：如果没有某种视网膜神经节细胞的话，视网膜看到的图像会是怎样的？在下图中，有一些细胞类型被关掉了（利用Adobe Photoshop软件的模拟），你可以看到，

如果没有边缘检测细胞的话，林肯总统会看上去模模糊糊（下图最左），但如果只有边缘检测细胞，那他会看上去粗糙且不精细（下图中间）。如果所有细胞都在的话，我们看到的就是拥有正常细节的熟悉脸庞（下图最右）。

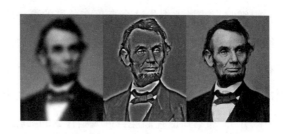

30种不同的分析涵盖很多信息，这对大脑来说当然很好，但是大脑怎么把它们全部吸收呢？这些将图像分解后得到的分离信号，是怎么被合并成统一的视觉的呢？我们主观上看成整体的一个图像，实际上被分解成几十种不同的表征（你可以把它们想象成图像在每个点的不同参数）。这些分离的参数如何被合并在一起，依然是知觉的未解之谜之一。我们会在最后几章重新提到这个话题。

在21世纪以前，人们认为视网膜是一个简单的神经系统，只有几种主要的细胞类型。能找到29种无长突细胞和13种双极细胞是令人震惊的消息。事实上，有人非常严肃地抵触这种说法。"你们这些解剖学家就是在做无谓的分类，"在我的一场讲座上，后排传出这样的声音，"你们觉得每个小分支都能构成一个新的细胞类型。"但是，证据是无可辩驳的：每个我们有十足把握的细胞类型——通过解剖学、生物化学和生理学共同验证过，都在视网膜的环路里表现出独特的功能。如果一个细胞的结构与众不同，那么它的工作也会与众不同。

也有证据提示（虽然经常被忽略）大脑的其余部分同样复杂。在我的实验室报告了29种不同的无长突细胞后，另一位受尊敬的神经科学家算出大脑皮质里应该有上千种不同的细胞类型，这个数字远超出人们之前的想法，尽管有关证据一直存在。[2]最终，我们意识到视网膜并不简单……而脑的其余部分则更加复杂，令人生畏。

下图展示了典型哺乳动物视网膜里的许多细胞类型。这甚至没有完全展示出来，因为这幅图做出来之后还不断有新的细胞类型被鉴定出来。即使如此，这幅图也成了展示神经系统复杂性的

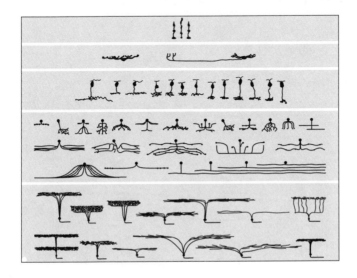

标准配图。这个系统引发了上千场讲座来讨论它。发现这么多细胞类型改变了我们对大脑的看法：我们不再仅仅寻找少数几种细胞的不同组合，而是……什么？上百种不同类型的微环路？

　　事实证明，斯蒂芬·库夫勒那句凝练的格言是对的：我们要从特定的系统中去学习普适的东西。我们在研究视网膜的过程中认识到神经细胞非常多样，从而推断出神经系统的计算有多么复杂，这些多样性和复杂性远远超过此前公认的看法。而这一切，都仅仅是通过数神经元的数目学到的。

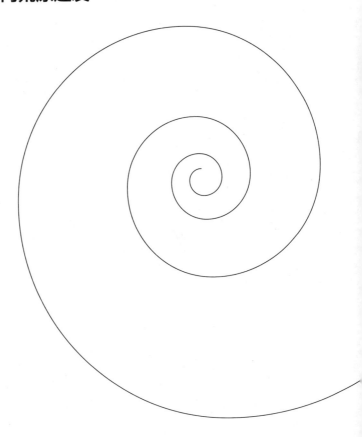

第 二 部 分

向荒原进发

让我们暂停，回想一下之前那些费力的研究开垦出了什么成果。我们知道了视觉处理的一个基本原则：视觉图像被视网膜分解成大概30条平行的信息流，每一条报告视觉世界的一项特征。相当于说，我们的视觉世界由30种参数表征（我们目前只能深入理解少数几种）。不同通路的信息编码了视觉世界的不同特征——边界、亮度、动作、色彩等。视觉图像的每个点都被同样的30种特征编码。很快，我们就能看到大脑皮质对这些简单特征所做的精彩处理，例如初级视觉皮质能精确地找到向特定方位延伸的明暗边界。

但这离我们的最终目标还有多远呢？我们的最初问题是你怎么从人群中认出你孩子的脸，而这一张脸呈现在视网膜前的样子会有数千万种不同的方式。

从位于大脑后侧的初级视觉皮质开始，我们就像航行在迷雾中的早期航海者一样，凭借着少数标记在地图上的陆地，向着更多未知的陆地进发——第123页的插图展示了这张地图还有多少空白。我们是怎么知道这张地图上的少数脑区的呢？多数是通过实验观察得到的。我们用微电极从神经元上记录，或是用成像手段扫描。我们通过这些实验发现，有些特定的脑区似乎专门处理模式识别，特别是物体识别和面部识别。很快我就会讨论这些。不过我们的知识就像地图一样，是以一个一个岛屿的形式发现的——它们是一个个孤立的事实，连接它们的仅仅是初步的证据链。

在本书第二部分，我会描述这些新的证据和背后的科学故事，这些进展来自一些神经生物学和计算机科学领域的一流专家。由此产生的解读会和教科书里的观点有所不同，它包含了有层级的且逐层特化的微环路（尽管我并不能确切地说出每个微环路究竟是什么、做什么）。这是我们为了将更多的知识点连接起来，所做的最初几个严肃尝试之一。

啊，但要去演奏这人间第一号，

去把匕首扎进胸膛，

去把脑子呈在板上，

把那呛鼻的色彩找到。

——华莱士·史蒂文斯

第 6 章

感觉信号进入脑

我们已经绘制了视网膜向脑的输出，但是接下来在脑里发生了什么？这并不显然。我们可以绘制出30种信号的通路及它们各自的目标吗？答案是肯定的，但只是对部分通路而言。我们知道很多通路通向了哪里，也对有些通路做了什么比较清楚。在这一章，我将描述两个已知的目标，最后落在视觉皮质——物体识别的入口处。

首先发生了什么

视网膜的输出主要通往脑的两个地方[1]，在那里，视网膜神经节细胞的轴突与它们形成连接。其中之一是外侧膝状体（LGN），另一个是上丘。这里的丘是拉丁语Colliculus，意为小山丘，因为早期的解剖学家认为它看上去像是中脑背部的一个小隆起①。它被叫作上丘是因为它位于下丘的上方，下丘是和听觉有关的另一个隆起。

对于上丘，我们现在只知道它主要和视线转向有关。视网膜的信号传到上丘，然后上丘就会让我们把注意力聚焦到某个特定位置上。如果电刺激上丘的某一点，动物就会把它的眼睛和脑袋转向一个对应的方向。如果动物的上丘受损，那它就会无视视野中的一部分，那里的东西无论如何也无法引起动物的注意。

不幸的是，我们并不知道没有上丘的人的视觉主观体验会是怎样的。主观体验主要来自人类病例的自我报告。我们之所以不知道人类病例的主观体验，是因为上丘下方不到一厘米的地方，就是一些对意识至关重要的脑区。一个病人不太会只损伤上丘，而是会累及其他区域，这时对一部分视野的无视就只是最无关紧要的临床表现之一了。

上丘有海量的有趣环路，里面有很多中间神经元，有很多通往其他脑区的输入和输出。事实上，上丘也是一个分层的结构，有几层接受的是听觉而非视觉输入，这里的神经元做的事依然是视线转向，只是不是转向视觉对象，而是根据声音的位置。你可以闭着眼睛，听到声音后，上丘就会把你的目光引导向声音的方向。在视觉世界里，视觉和听觉信号往往从同一位置发出：也许一只翼龙正尖叫着掠过，或至少它扇动双翼发出了声音。这时，

---

① 外侧膝状体是丘脑的一部分。丘脑的拉丁文 Thalamus 源自希腊语 thalamos，意为"内室"，和上丘没有关系。——译者注

视觉和听觉输入就会共同给你一个强烈而精确的定位，让你能发现这只史前巨兽。

外侧膝状体是视神经轴突的另一个主要目标。（膝状体这个词在拉丁语里的意思就是"膝状的"，这个脑结构的外侧确实有一个奇妙的弧形转弯。）外侧膝状体是一个脑内"核团"，由一堆神经元细胞体组成，它们接收视神经轴突的突触输入，它们的很多轴突都伸向视觉皮质。外侧膝状体是通往视觉皮质的主要站点，视觉皮质、外侧膝状体或者它们之间连接的损伤都会在视野内制造盲区。从视网膜到外侧膝状体再到视觉皮质，是有意识视觉的主要路径。

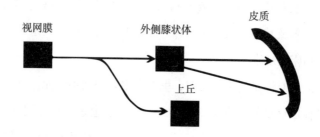

如果视网膜神经元的轴突在外侧膝状体神经元上形成突触连接，那膝状体神经元的视觉反应是怎样的呢？回过头看，答案是很容易预测的——它们的反应会和视网膜神经节细胞的很像。事实上确实如此。对外侧膝状体神经元的记录显示，它们也可以被分为4种主要类型：瞬态开、持久开、瞬态关、持久关，还有一些"智能"视觉分析器。这些信号被直接传输到视觉皮质。

　　然而，每个研究生都会知道，外侧膝状体不仅是一个中继站。我们之所以告诉他们这些，是因为我们想让他们知道，大自然不会无谓地把一整个神经核团当作复读机一样插在视网膜和视觉皮质之间。况且，我们从解剖学中学到，视神经并不是外侧膝状体的最大一部分输入，令人惊讶的是，更多的轴突（外侧膝状体80%的输入）来自视觉皮质。尽管我们有很多假说，但我们还不确定这么多来自皮质的反馈回路是用来干什么的。这有时就是科学的常态。

　　外侧膝状体究竟在做什么呢？一些有能力的实验室能够同时记录一个视网膜神经节细胞和它们在外侧膝状体的下游神经元——我敢担保，这可是高难度操作！在猫和猴子的脑袋里，研究人员发现外侧膝状体神经元确实在很大程度上复制了上游神经节细胞的发放。（在小鼠上也类似，但是有一小部分细胞接收了更多样的输入。[2]）

　　外侧膝状体显然还进一步增强了边缘检测：明暗变换区域被视网膜强调之后被外侧膝状体进一步强调，这是由视网膜输入和外侧膝状体中间神经元之间的连接造成的，这些中间神经元就是为了这类目的而在这儿的。事实上，边缘检测在外侧膝状体中是如此强烈，以至于有些神经元只在明暗边界附近活跃，而对巨大平滑（不包含边缘）的物体毫无反应。

　　外侧膝状体里发生的另一件事是信息流可以被外部事件调大或调小，尤其是被事关整个脑部兴奋性水平的事件调节。当你睡觉时，从视网膜向皮质的信息流会被调低。这是合理的，这就像夜班航行的航班空乘会给你一个眼罩一样。一个复杂一点点的功能是，注意力会选择性地调高或调低外侧膝状体的信息吞吐量。如果你把注意力放在听的声音上，那我们认为LGN会把视觉的信息输入调低了，这样的话，同样的视觉输入，LGN会向皮质传输更多的动作电位脉冲。LGN会修改送往皮质的信息。

普通的一天：从脑内记录神经元发放

我们将在下一节探讨接着发生了什么：外侧膝状体的输出通向哪里，它们会被怎么处理。首先，我要告诉你上述知识的发掘过程。让我带你参观实验室里的一天，看看神经科学的研究是怎么做出来的。

我向你展示的是一个博士后的一天，一个逐个记录神经元的博士后。这是一个虚构的博士后，因为不同的实验室有不同的流程、布局和安排。有些新技术会要求不一样的流程，我们也会在书中介绍。我即将介绍的是许多同行的一般日常。

我之所以要介绍这个，是因为你很可能不会在别处看到这些。科学期刊的编辑可不是温柔又讨人喜欢的家伙（我想小说的编辑大概会是这样的人），他们也不会多关心我个人的性格。至少在他们工作的时候，他们就是一群严格的浑蛋，对"自由风格"的理解仅限于我们怎么署名。然而对大多数人来说，就是这些编辑让我们知道科学发现是如何做出的。科学期刊要遵循严格正式的格式规则，因为里面的文章就是要简要地传递准确的信息，不给主观臆断留出空间，只留最精华的一点点意见和看法，就这还要被小心地标注出"这是主观看法"。作者们通常用10页纸描述1年的工作成果，所以当然不会留下空间让科学家描述做实验的个人经历。那么在这里，就让我们看看博士后的一天是怎么度过的吧。

我们的博士后约在上午9点到达实验室。她的老板几分钟后就到了，和大家打个招呼，去了她自己的办公室。老板大多数时候都在阅读或写作，远远地看我们在做什么。她是一个正教授，也是一个娴熟的实验者——这也是她能找到这份好教职的原因，不过在这个职业阶段，真正的实验工作大多会交给博士后来做。博士后只会在想要炫耀新东西或酷东西……或是遇到麻烦时才会找老板。

我们的实验室有三个房间，第一个是一般办公区，20英尺（约6米）见方，中间有一个手术台，上面悬挂着一台巨大的手术灯。沿着后墙是一排黑色的实验桌，里面有一个大水槽，上面是玻璃橱柜，橱柜里是保存好的手术器材和一些未归类的、工作所需的小包裹。一面侧墙上有个书架，里面摆放着一排科学期刊和一排实验笔记，笔记本包着淡绿色的书皮，以红色的装订条装订，它们包含过去所有实验的历史记录；正在使用的书籍则被放在这一长排的最右侧。

神经元记录在另一个专门的小房间里进行，里面有三个装满电子仪器的高架子。我们每天一来就会打开它们的电源，因为它们需要时间预热。经过几步准备后，深度麻醉过的实验动物就会被放到一个专门的仪器上进行记录。

这个实验的目的很简单，我们想知道外侧膝状体的神经元是如何响应视网膜的输入的。LGN的神经元是仅仅简单地拷贝视网膜神经元的信号，还是会在把信号传递给皮质之前进行修改呢？我们没有预先的知识或假说。我们每个人或许有自己的猜测，但是这些猜测不会在我们的论证中发挥太大的作用。我们只能先看看再说。

我们用微电极记录LGN神经元的电活动来监测它们。尽管动物处于深度无意识中，它们的视觉系统仍然会对光刺激有反应。（不过如今，我们可以用无痛记录技术从未麻醉的动物甚至人的脑中进行记录。）感觉系统的神经元会在输入超过一定阈值时发放动作电位。

当你把一个敏感的电极放在神经细胞附近，你就可以检测它发放的动作电位。这根电极必须非常细，因为你只想听一个细胞的活动，不想被邻近的细胞干扰。神经元胞体是最容易记录的，它的直径为5~30微米（一微米是一毫米的千分之一）。在类似外侧膝状体这样的核团里，一个神经元会紧密地挤在其他神经元周围。因此，你的电极必须得被紧紧推到一个神经元上，这样这个神经元的信号才足够强，周围神经元的信号才不会构成干扰。

　　为此你需要一个微电极。（如今，你通常会从供应商处买到微电极，不久之前你还得自己在蚀刻溶液里削尖一根长金属线，然后除了它尖头处的一两微米，把它用绝缘材料包裹，例如塑料、清漆或玻璃。你必须在显微镜下以很高的精度做这些操作。）你把微电极的后端接到放大器上，然后再把整根电极架到一台微型操控仪上。

　　因为电极很细，所以把这根长导线推进脑子里不会造成太大损伤。脑内的神经元对疼痛不敏感（头痛来自神经周围的组织和脑内的血管，而不是神经元）。神经外科医生现在会在病人脑内用一种叫作深部脑刺激的治疗技术，把细长的电极伸进病人脑里。这个手术通常是在病人有意识的情况下做的，这样病人可以报告她的主观体验，而电极推入脑时，她通常会说自己没有感觉到疼痛。这个手术听上去恐怖，实际上却一点儿也不疼。这种手术做了数千次，通常是为了控制帕金森病造成的不正常的肢体运动。

　　在寻找神经元以前，我们必须先找到外侧膝状体。记住，我们从脑的表面看不到外侧膝状体，它被深深地埋在里面，被大脑皮质包裹。我们得用一种叫作立体定位仪的工具来找到它。利用头骨上的标志特征（地标），我们可以用立体定位仪定义它在脑内的相对位置。人们制定了一张表格来标记不同脑结构相对于这些地标的三维坐标。然而，这张表也不尽完美，而且不同动物或病人个体之间会有差异，因此，它也不能保证你能找到你想记录的脑结构。

　　通常你需要先进行几次尝试。我们先把微电极放在脑的上方，按照预估的外侧膝状体X和Y坐标操作，随后，我们缓慢地用微米级别的螺丝，将电极一点儿一点儿地旋入脑部，直到我们到达预估位置。我们怎么知道已经成功到达了外侧膝状体呢？如果电极能采集到和光刺激有关的信号，那就说明我们应该在正确的位置了。然后，我们把电极尖端采集到的电压信号放大，用两种方法监测它。一种是将它显示在示波器上。示波器的显示屏就像老式电视机，让我们能对记录到的信号有一个视觉印象。我们能看见动作电位向上越过一条水平线然后又回来向下越过。没有强光照射屏幕时，显示会更清楚，所以记录都是在半黑暗中进行的。

我们同时还用扬声器播放放大后的信号，就像你放音乐一样。幸运的是，脑内神经信号的频率刚好在人耳的接受范围内。通常情况下，倾听细胞发放的声音是我们的主要监测方法，而示波器只是辅助。放大后的动作电位听上去像短促的鞭炮声。如果你离一个细胞不够近，那周围细胞的动作电位听上去就是嘶嘶的声音，在示波器上则像是一堆草丛———一堆分辨不清的密密麻麻的竖直光点。它的正式名称叫作"不可分辨的背景活动"，平时我们就叫它"草丛"或"hash"，比如——"糟糕，这个细胞又掉到hash里去了。"过去，重要的文件都会被记录在磁带上，或者直接给示波器显示屏拍照。如今，它们都用数字形式储存了。

一开始，我们不太听得见单独的细胞，只有一大群细胞，这是因为没有细胞离电极足够近，周围细胞离得差不多远，信号就差不多大。电极达到LGN的头一个标志就是细胞活动的变化。为了测试这种变化，我们需要用一种低端科技：老式手电筒，再加两节1号电池。我们把手电筒的光快速划过动物的眼睛，当光照到眼睛时，那团神经信号"草丛"变得更密了，扬声器里发出沙沙声。闪光、闪光、闪光变成沙沙、沙沙、沙沙，这让我们知道我们已经接近目标了。这时，我们就会放慢电极旋下的速度，慢到你几乎看不出电极在往下动。

通常会有两个博士后一起操作。其中一个操作者会稍微把电极往下转一点儿，一边推一边试着刺激一下细胞，另一个则会在屏幕前监视是否有细胞从"草丛"里冒出来。两个人会同时留意听着扬声器里是否有微弱的噼啪声从背景的嘶嘶声中冒出来。总会有一两分钟我们会停下来等待，因为脑子会黏着电极，我们需要等一小会儿让电极轻轻地从脑子上滑落。另一个缓步推进的方法是非常轻地拍拍桌子，振动会沿着动物传到电极上，通常这就会让细胞的信号从草丛里冒出来——微弱的噼啪声出现，我们再把电极往下转最小的步长，希望找到一个更近的距离。如果转得太快，电极头会扎破细胞膜，杀死细胞。这时，细胞会发出一串痛苦的高频率动作电位，这串电位会迅速在频率和幅度上衰减，就像大烂片里坏人坠落大楼时的音效：啊啊啊啊——！如果我们技术得当，那我们会听到某一个细胞的歌唱：稳定的鼓点般的发放。光闪过眼睛时，细胞将发出一串高频发放。

通常此时已过中午。一旦分离到单个神经元的信号，我们就可以调整目标了。此时我们想知道的是：神经元告诉了脑什么

关于视觉图景的信息？实验变成了一场猜谜游戏。一面一码（约
0.9米）见方的半透明塑料屏幕会被放置在动物面前。屏幕上用
胶带贴着一张薄薄的描写纸。动物的眼睛聚焦在屏幕上。我们
主要用耳朵来监测神经元的活动。黑暗中的神经元会以自己的未
受刺激的频率发放。我们的任务是找出哪种光斑、图案或它们的
移动能增加细胞的发放。我们先用手电筒在描写纸上射出半英
尺（约0.15米）宽的光斑，迅速扫过屏幕（光斑的像也就划过了
视网膜），同时努力分辨：神经元的发放是否有所增加？一旦定
位了大致的敏感区域——神经元的感受野，我们就换成更小的光
点，大概2毫米宽，我们用这个小光点再次扫描视网膜，更精确
地确定感受野的大小。我们用铅笔小心地在纸上标出感受野，再
将这张纸贴在实验室笔记本上，作为实验记录。

　　以这种方式标识的每个细胞，都使用实验日期以及记录顺
序命名。到目前为止，我们只找出了细胞的感受野，接下来我们
要测试它的方向选择性：我们把光斑在感受野内来回扫动，同时
改变光斑的大小、移动方向和移动速度。如果该细胞特别偏好某
个移动方向，我们会仔细划定这个方向，并在感受野图纸上以箭
头标记之。如果该细胞没有特别偏好任何一个方向，我们会认为
它可能是一般的神经节细胞，然后判断它是持久细胞还是瞬态细
胞，是开细胞还是关细胞。最后，我们观察侧向抑制。我们通过
电子计算机精确地定时定点地制造两个光斑，一个位于感受野的
中心，一个放在感受野外面一点儿。我们首先记录细胞对中心光

斑的响应，再记录细胞对感受野外光斑的反应，最后同时打开两个光斑，看细胞的响应。细胞对两个光斑的响应几乎总是比只刺激中心要弱，这反映了侧向抑制的存在。

除此之外，还有一些细胞不会立即向我们展示它们关心什么，这些都不属于经典细胞类型。当我们用光斑扫过屏幕，却没有让细胞产生任何高频发放时，我们就知道我们遇到了它们。如果我们找不到这些细胞喜欢的刺激时，我们该怎么办？当我们找不到能强烈驱动这些细胞的东西时，我们必须先检查：细胞是被电极损坏了吗？还是我们只是没有找到该细胞所需的特定刺激物？如果我们得不到更具体的答案，就只能沮丧地放弃：该细胞会被记录，但是是被惨淡地归在"未分类"中。

细胞都被记录在一本结实的实验手册中，墨水手写，每个细胞都有一条简短的记录。该手册有缝线，页码有编号，这样任何人都不能轻易取出任何一页。如果你犯了一个错误，那么正确的做法就是轻轻地将其划掉，而不是擦除，以便以后的读者知道存在不确定性。我们的笔记很简单。以1985年6月15日的数据为例："细胞15/06/85-5，圆形感受野，中心开细胞，周边抑制。细胞15/06/85-10，方向选择，偏好7点钟到1点钟方向。细胞15/06/85-14，对散射光反应较弱，找不到更多东西。细胞受伤？"这些笔记与感受野的图纸、神经元发放在磁带上的记录以及示波器照片一起，构成了研究的主要数据库。

实验笔记本在架子上占据着神圣的位置，对任何人开放。伪造数据很困难，而且在我们这种情况下也没有伪造的必要。我们没有期望的结果，没有要检验的理论，伪造不会给我们带来任何好处。

尽管我说的研究听起来很简单，实际做起来还是会走很多弯路。有时设备会出现故障，或者需要花很久来消除噪声。（放大器的性能非常好，微电极又是一种天线，拾取房间供电线路的60赫兹^①的嗡嗡声，甚至是电视台的音轨都是很常见的。必须通过重新布线或移动屏蔽网来解决。）有时会连着几天捕获不到任何细胞，但原因不明——可能是实验人员的各种小错误的结合。出于所有这些原因，成功研究的细胞的平均产量约为每天6个。实验通常从早上9点开始持续到日落时分。如果进展特别顺利，我们会持续工作到深夜，积累尽可能多的细胞数据。由于我们需要数百个细胞的样本来充分描绘一个通路，因此整个项目需要花费数月。许多实验室都做这种工作，它为关于大脑视觉编码的大部分内容打下了基础。理解知觉的道路是很漫长的。

探测边缘朝向的细胞

LGN神经元的下游是初级视觉皮质，尽管那里也只有少数处理元件，但它给视觉系统添加了非常有用的信息。这一特性在20世纪60年代首次被发现时非常激动人心，我仍然记得当初在哈佛

①　美制交流电频率，在中国使用50赫兹。——译者注

的会议室，一场会议开始前人们窃窃私语的那一刻。我们习惯于将神经反应视为很简单的链条。如此靠近外围的神经元可以检测线条的朝向真是令人震惊。它启发了一种流行几十年的视觉对象识别模型。

　　那个发现的核心，是初级视觉皮质中的一种细胞对光斑没什么反应，而对长而直的图案（线条或边缘）反应强烈。更令人惊奇的是，它喜欢沿特定方位对齐的边缘。它的发现者戴维·休伯尔（David Hubel）和托斯坦·维泽尔（Torsten Wiesel）称其为简单细胞（simple cell，显然是因为它比我接下来要告诉你的另一种细胞更为简单）。下图是简单细胞对线条或边缘响应的示意图。

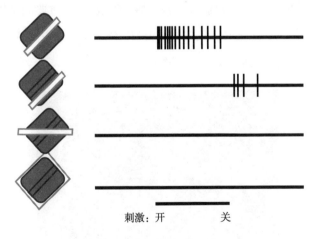

刺激：开　　　　　　关

　　上图中，横线上的每个竖条代表单个尖峰信号。这个细胞有一个狭长的感受野。我之所以这么说是因为如果狭长的光刺激与这个感受野对齐，这个细胞会发放得最厉害；而如果这个刺激向旁边移动一点儿，这个细胞就几乎不发放；更重要的是，如果这个刺激稍微旋转一个小角度，细胞也不会有反应。换句话说，这个细胞只对视野内特定方位的线条或边缘有反应。

它对于均一的照明也没有太大反应，因为兴奋性输入和抑制性输入基本上相互抵消。对于一条以其他角度斜着穿越其感受野的刺激也是如此，兴奋和抑制相互抵消。只有当视野内刚好有一条位于正确方位的线条时，细胞才会剧烈发放。休伯尔和维泽尔找到的是一个方位选择性细胞。

方位选择性有什么好呢？答案是它再次减少了传递到视觉处理下一阶段（更高阶的皮质）的信息量。重要的是，它还保留了识别对象所需的关键信息。考虑到视觉刺激中最重要的是物体，而物体由其边缘定义，仅仅告诉大脑边缘的位置和方向就可以很好地猜测物体的形状。请看下图：

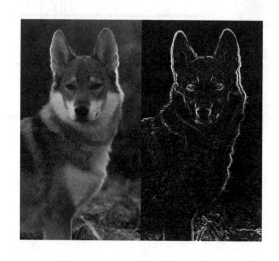

上一页图中，皮质简单细胞能够报告的边缘已经从狗的图像上提取出来并被单独显示。图像会损失一些丰富性，但是你仍然可以识别出它是同一只狗。这些皮质神经元对视觉特征的提取相比视网膜又迈了一大步。这种特化的功能（定向边缘）为大脑提供了对象的草图———一张简化的图片。以神经元数量为计量单位，这张草图的传输成本要比传输整个图像低。我们可以将其类比为计算机传输矢量图（用参数描述特征）与传输位图（传输每个像素）之间的区别。我们知道位图的下载非常慢，因为它们是一种低效的信息传输方式（虽然是最完整的方式）。

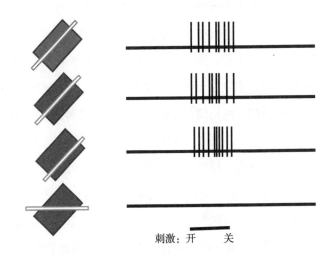

刺激：开　　关

第二种类型的细胞被称为复杂细胞（complex cell），也需要存在定向边缘才会响应，但是边缘并不需要被严格地限制在视网膜上的单个窄条上。只要边缘具有正确的方向，它就会做出反应。同样，前页这张图的每根竖直线条代表细胞的一个尖峰信号。只有边缘具有正确的角度时，细胞才会做出响应，而不会响应其他的角度。

总而言之，简单细胞能被位于视野中特定点的明暗边缘所刺激。复杂细胞像简单细胞一样对定向的边缘敏感，只是自由度更高：只要边缘具有正确的朝向，不论它在感受野内的哪个位置都能刺激复杂细胞，无须束缚在一条狭窄的区域里。

这很重要，因为可以说这些细胞表征了一个抽象概念，即"线条"，这个概念在某种程度上不受确切的视觉刺激影响。即使感受野还是被限制为视野的一小部分，细胞仍会在整个感受野内而不是在特定的点上进行搜索线条。这带我们回到了本书开始时提到的一个问题：为什么无论字母A落在我们中央视网膜的哪个位置，我们都可以识别字母A。在20世纪60年代的科学家看来，从对方位不敏感的细胞到简单细胞，再到复杂细胞，似乎可以提出一种串行的、分层的方法来解释我们是如何看到复杂对象的。尽管后来的事实证明该模型并不正确，这个想法仍然启发了一类重要的计算机视觉工程。我们之后会更深入地讨论之。

从这里开始，神经科学家面对的是一大片荒原——覆盖大脑的巨大皮质。对于皮质，我们真的只有幼儿园级别的了解。不过，幸运的是，我们的知识地图上有一些岛屿，至少在某些方面，我们对一些皮质区域的功能有大致的了解。更棒的是，这些知识之岛能连接成一片景观——对大脑感知功能组织方式的一张粗略草图。

第 7 章

下一步：皮质不止一片

世上有许多未知，这意味着我们知道有些东西我们不知道。但还有未知的未知——我们不知道我们不知道的东西……（那些）是更难的。

——唐纳德·拉姆斯菲尔德

神经科医生和神经科学家相信（不论对错），大脑皮质令人类区别于其他生灵。它让人能去思考，去交谈，去感受。也许这样说太过简化，不过视觉皮质一直是视觉科学家的主要研究对象。一个巨大的突破是在20世纪90年代末，对视觉神经元的无痛记录臻于完美，科学家能训练猴子做视觉任务，并在它们做任务的同时进行神经记录。这让我们得以把从大脑中听到的神经发放与猴子面前的视觉图像关联起来。

截至目前，当我说"皮质"的时候，我一直指的是初级视觉皮质，它是神经轴突离开外侧膝状体后去往的主要目标。初级视觉皮质被简称为V1，是位于大脑后部的一片占据脑部15%表面积的区域。你或许能从"初级"二字中猜到，还有更多视觉皮质——V2、V3、V4等。还有许多脑区也对视觉刺激有反应，但不完全是视觉的，更有一些脑区做着完全无关的事情，它们在我们命名视觉系统时并不占有一席之地。

　　事实证明，大脑的视觉脑区是由不同区域拼贴而成的，各个区域以不同的方式响应视觉对象，并以我们还不太了解的方式相互交流。由于猴子的皮质一直是大多数研究的重点，因此从这里开始，我们将专注于从猴子身上得出的研究结果。基于解剖学和许多其他证据，我们相信人类的视觉系统和猴子没有太大差异。

　　下图标记的视觉脑区各自有特定的亚功能，如识别对象、检测对象运动等。

　　V1是初级的视觉皮质，外侧膝状核发出的视觉信息的最主要目标。V2、V3和V4逐个深入大脑。你可以或多或少地将它们视为视觉处理链中的串行链接。但是，还有许多其他脑区，在图中用缩写标出，我将在必要时进行更多说明。[1]

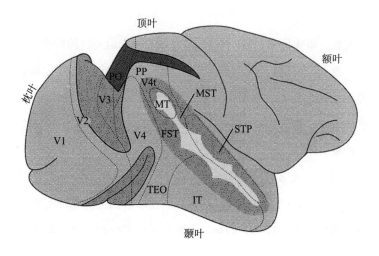

但是首先，所有这些大脑区域对你的视觉来说有什么作用？使用非常宽松的定义，一些人认为30%的大脑与视觉有关。至少对我而言，这里面东西太多，无法一下全部考虑。因此，我将首先关注研究得最多的两个皮质区域，一个与运动有关的MT脑区（位于颞叶中部，靠近上一页图的中心）。另一块是颞下叶（IT）的几组重要皮质区域，其中的细胞会对面孔做出反应。

MT皮质区：天生的动作探测器

许多聪明人的辛勤工作让我们得以详细了解MT脑区中细胞的响应。就像我们博士后在上一章对LGN所做的那样，你可以记录MT脑区的神经活动，只要把电极放在神经元附近，然后在屏幕上照亮图案，弄清楚投射到屏幕上的什么内容可以让MT神经元发放。事实证明，MT神经元具有我们从未遇到过的特性。

首先，MT神经元的感受野远大于视网膜甚至初级视觉皮质神经元的感受野。它们的感受野大小是V1神经元的4~10倍。这意味着MT细胞不能再被视为组成视觉的像素点，它们的单位更为抽象。

但是，大多数MT神经元都有一个非常花哨的技艺：它们具有方向选择性，有点儿像我们在视网膜中遇到过的那种细胞。像视网膜神经元一样，它们会向大脑的其余部分报告某些东西正在朝某个方向移动。但是，与视网膜神经元不同的是，由于它们的感受野很大，它们不能告诉大脑运动物体具体在哪个位置。仅从神经元发放的增加来判断，移动的物体可能位于一个大范围内的任何地方。但是它们还有其他有用的属性。

　　在它们的感受野内，MT神经元的响应不拘一格，只要物体在里面移动，不论是一个巨大物体整个掠过，还是一群小光点沿着一个方向浮动，它们都能很好地响应。视网膜神经元对后面那种刺激就没有太大反应。你可以通过显示一个由移动光点组成的云来逗弄MT神经元，其中一些点朝一个方向移动，而另一些点朝相反方向移动（你可以编写代码来使计算机生成这种图案），在这种情况下，MT神经元一旦确定多数的点朝其喜欢的方向移动，就会做出响应。

　　因此，这种细胞会告诉它的下游，有东西正朝着一个特定方向移动，但是它并不会说明移动的东西是什么、在哪个方位。但是，一些MT神经元可以做一件真正了不起的事情，它能响应被遮挡部分的物体的运动。一个例子就是一些MT神经元对老式理发杆的反应。理发杆是在水平轴上旋转的垂直圆柱体。重要的是，它所做的只是旋转：它唯一的真实运动是圆形的水平运动。圆柱体上绘有斜线图案。理发杆旋转时，你会看到杆表面的图案向上（或向下，这取决于杆旋转的方向）移动。当然，这并不是实际发生的情况：理发杆的表面上的任何点都在杆旋转时绕着一个水平的圆圈运动，向上运动只是一种视觉上的错觉。专门的实验室测试表明，MT中的许多神经元都报告了这种不存在的运动方向：它们觉得条纹正沿着理发杆向上移动，但实际上并没有客观的向上移动。

还有更了不起的。MT的许多神经元也对眼前对象的距离敏感。大脑通过比较物体落在每只眼睛视网膜上的位置来找出距离。如果物体很远，则两只眼睛上的图像几乎会落在视网膜上的同一位置。如果物体非常近，则视差较大。MT（以及其他一些区域）的神经元对两只眼睛的输入差异很敏感。它们会有选择地对距离眼睛一定距离的物体敏感。记住，MT中的神经元还都有一个喜欢的运动方向。因此，MT中的某个神经元可能仅对距离大约6米并从左向右移动的视觉物体做出反应。MT神经元可能对刺激物的大小含糊不清，但除此之外，它们都是非常具体的。

而且，有直接证据表明这些细胞参与了感知。斯坦福大学的威廉·纽瑟姆（William Newsome）及其同事使用他们的记录电极向清醒活动的猴子脑中的MT神经元施加微小的电刺激。他们训练猴子，让它们报告物体运动的方向。实验发现，刺激MT神经元可以提高猴子的运动感知能力，让它们更好地识别该神经元感受野内物体的运动。

在继续之前，我必须负责任地告诉你，信息一旦进入大脑高级中枢，几乎所有脑区都在相互交流。下一页图展示的是视觉运动感知通路（即以MT为中心的神经通路）连接的详细地图。简而言之，你看到的是一团乱麻：看起来所有脑区之间都相互连接，而且大多数连接中的功能尚未可知——比起视网膜—外侧膝

状核—初级视觉皮质（V1）这
条神经通路，我们对它们的了
解要少得多。

　　MT神经元对自然视觉场
景中发生的运动进行了非常复
杂的分析，但是单独关注它们
时，会有相当程度的不确定
性。简而言之，我们知道这些
细胞可以执行的某些操作，但
是我们不知道它们为什么要执
行这些操作——它们对视觉场
景的分析如何有助于我们最终
实现统一的感知？我们现在将

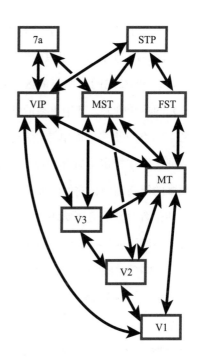

不再讨论MT，因为它并不是对象识别通路的一部分。

识别面部的皮质区域

　　我们看到，大脑皮质处理视觉信息的第一站是初级视觉皮质
V1，然后是V2、V3和V4。粗略地讲，信息确实通过这些区域从
V1流到颞叶，但是人们对其了解甚少。尽管发表了很多研究成
果，领域内的大师还是没能对它们的功能做出精辟的描述。（剧
透一句，这可能是因为它们是神经网络中的"隐藏层"，其功能

取决于整个神经网络所学到的知识。我们将在第10章和第11章中再次讨论。）我在这里只能给你描绘一张草图。

V1和V2之间最明显的区别是，V2神经元的感受野比V1神经元的感受野大，其中更多的细胞具有复杂的感受野。如我们所见，V1包含更多的简单神经元，这些神经元只对相当狭窄的刺激特征（即在特定位置朝向特定角度的线条）有反应，而V2包含更多的复杂细胞，它们的反应对位置的限制较少（线条在视网膜上的位置对其响应影响不大）。但是，这也只是相对的：V1中的许多神经元也具有复杂的感受野。

V3中的神经元具有多种特性。几乎所有细胞都有方位选择性，但是方向选择性和颜色选择性也很常见。V4曾经被认为是"色觉中心"，但是后来我们了解到V4中的神经元可以具有多种选择性。V4还包含对方位、运动和深度有选择性的细胞。因此，我们无法对这些脑区的功能进行单一的描述。尽管我们有时将皮质区域V1、V2、V3和V4视为层次结构，但唯一可以肯定的是，我们已从简单的属性研究到了更复杂的属性。

沿着颞叶向前，这里的神经元对具体的视觉对象具有更显著的选择性。这些区域包括一系列区域（或"斑块"），其中一些包含着选择性响应面部的神经元。面部斑块之间的区域对其他一些物体敏感，因此颞叶似乎是由负责不同视觉对象的神经斑块组成的"棋盘"。查尔斯·格罗斯（Charles Gross）和他在普林斯顿大学的同事在20世纪70年代后期首次报告了面部选择神经元的存在。他们在颞下叶记录到的神经元，对特定的物体、手和脸有很高的选择性。

　　在我们大多数人看来，面部选择性细胞似乎特化得不可思议。而且在整个颞叶的空间中，这些神经元并没有那么数量众多，因此格罗斯的报告遭到了一些怀疑。如果像格罗斯那样，用微电极研究颞叶，那碰到一个面部选择性神经元将是很偶然的：你只能研究碰巧位于电极下方的细胞，且不能研究很多，因为神经元记录是很耗时的，也因为这些斑块很小，它们仅覆盖颞叶表面的一小部分。直到脑扫描技术出现，人们才得以清楚地看到这些面部识别斑块并验证其存在。

　　像查尔斯·格罗斯和我这样研究细胞的神经科学家最初对核磁共振成像（MRI）扫描不屑一顾，认为它不适用于神经生物学研究。与高精度的微电极相反，MRI扫描大脑的大面积区域，早期它们的分辨率很低，可靠的成像需要技巧和谨慎。MRI接收到的信号很小，容易受到多种干扰。因此，图像要经过多重处理。处理过程中的微小偏差很容易产生错误的结果（不少知名的神经科学论文中也犯过错）。不过，现在这些机器的性能已经有了提升，而且它们具有两个优点：第一，它们是完全非侵入性的；第二，尽管它们的分辨率远低于微电极，但它们一次就能显示大脑的大部分区域的活动。

　　我们可以从活着的、有意识的人或动物中收集MRI图像，而不会造成任何伤害，这是因为当大脑的某个区域在工作时，它需要更多的能量，因此需要更多的血流量，而这正是功能性磁共振成像（fMRI）所检测到的。fMRI向实验人员揭示大脑的哪个部分在何时活跃。实验人员可以指示被试进行各种脑力活动，或给被试展示图片或播放声音；fMRI生成的图像将显示该脑力活动涉及哪些大脑区域。

有几个实验室——其中包含麻省理工学院的南希·坎维舍（Nancy Kanwisher）团队，在被试观看各种东西的图像时使用fMRI。有趣的事情发生了。一旦一张脸被呈现在被试面前，在被试的颞叶中，特定的小斑块就会亮起来，而且在不同被试之间，这个斑块几乎总是出现在颞叶中的相同位置——这是可重复的生物学事实，而不是该技术生造出的假象。这也解释了为什么格罗斯和早期的实验人员难以可靠地证明面部细胞：这些斑块支离破碎地分布于颞叶，微电极必须放在正确的位置才能记录到它们。

在人和猴子的脑中，有6个这样的斑块，它们沿着颞叶的表面从后部（下页图左侧，接近初级视觉皮质）朝向颞叶的前端弯曲地分布。

斑块的确切位置并非一成不变，有时一些斑块会位于大脑下方，因此小猴子大脑扫描的侧视图（见下页）无法显示全部6个斑块。但是在每个斑块中，很大一部分细胞都对脸部有选择地敏感，无论是人脸、猴脸、卡通脸还是洋娃娃的脸。

然后，曹颖（Doris Tsao）、玛格丽特·利文斯通（Margaret Livingstone）和他们的学生研究了如何将微电极引导到每个脸部

斑块。记住，面部补
丁是由神经活动而不
是神经结构定义的：
大脑表面没有完全可
靠的标志来指示脸部
斑块的位置。这些小

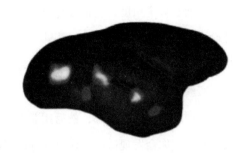

组找到了一种方法来对脸部斑块进行成像，定位颞叶中的位置，
然后用微电极可重复地记录。这真的是一项勇敢的实验，任何曾
经把头伸进 fMRI 扫描仪中的人都可以想象，让猴子静静地躺在
里面看屏幕会有多么困难。

实验表明，所有面部斑块都包含具有非常大的感受野的神经
元，它们各自调查的视觉空间区域远大于一个视网膜神经元、外
侧膝状核神经元或 V1 神经元的感受野。细胞会报告在区域内是
否出现了一张脸。但是，各种面部斑块之间存在差异。在靠近后
部（最接近 V1）的斑块里，神经元的响应取决于脸的朝向（如
正面、侧面等）。这意味着，它们所面对的面孔必须始终朝着向
同一方向才能被识别。打个比方，有个神经元会对你祖母的脸敏
感，但只有她朝着你的左肩看时这个神经元才会响应。

另一个区域似乎对给定的脸部或其镜像有反应。换句话说，
这里的细胞已朝着对象识别的关键要素迈出了一步，从而使自己
摆脱了对面部朝向的需求；单元格的响应是部分视图不变的。最
晚的一个斑块最靠近额头，包含真正的视野不变的神经元：无论

一张脸朝着哪个角度，它们都可以识别。因此，一个重要的猜想是6个斑块组成了一列层级：最早（最靠后）的斑块更严格地与视网膜图像相关联，而最前面的斑块则和视网膜联系较少。

实验证据表明，这些斑块可以作为一个系统协同工作。实验人员训练猴子识别脸部，然后用非常精细的微电极刺激面部斑块。第一，你会发现这些斑块是相互联系的，刺激一个面部斑块会导致其他面部斑块活跃。第二，破坏正常神经元活动的电刺激会令猴子分辨面部的能力降低。这证实了面部神经元实际上是用于识别面部的。

我们都知道一张脸的样子，但是当我们说一个细胞"识别"一张脸时，这到底意味着什么？你可能已经猜到，一张脸可以分解为不同的元素。首先是两只眼睛，在它们下面有一条大约竖直的线条——一个鼻子，鼻子下方还有张椭圆形的嘴，等等。实验人员可以从真实的或人造的面部中添加或减去这些特征。他们发现，如果缺少某些特征，细胞的反应会逐渐减弱。因此，面部选择性细胞对下图中左上方的脸部反应较弱，而对右下角的面部反应强烈，但是它确实对图中的所有图像（包括仅具有几个面部特征的图像）都有一定的响应。

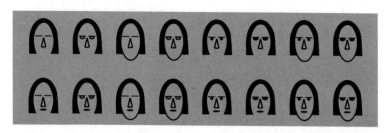

　　有人提出这些细胞做的是测量一堆面部参数，并且联合分析这些参数，来确定某个对象是否是一张脸。例如，曹和她的同事研究了一种脸部选择性细胞，该细胞对脸部的4个方面反应特别敏感：脸的高宽比、眼间距离、眼睛的位置和瞳孔的大小。这些特征中没有一个为该细胞定义了脸的存在，但是将它们组合在一起，就能够说服该细胞它看到了一张脸。

　　面部斑块中的每个细胞都对脸的特定部位敏感。通过制作卡通脸，然后将它们分成不同的部分，实验者发现，有些细胞对脸的长宽比（细长脸还是圆脸）敏感，另一些细胞则对眼睛之间的距离最敏感，依此类推。细胞测量一张可能是脸的刺激的各种参数，然后以某种方式将这些参数相加以决定眼前的对象是否为一张脸。[2]

　　细胞如何完成这项任务？它们为何选择性地对面部敏感？我和其他一些人相信它们是通过学习获得选择性的。该理论取决于一个关键的事实：感觉系统的神经连接具有很强的可塑性。这本身就值得写一章。

精妙又机敏的大脑啊，你比我更聪明。

——威廉·卡洛斯·威廉斯

第 8 章

可塑的感官

思想家很早就知道感觉是"可塑"的。你常常能看到，如果剥夺一个人的一种感觉，其他感觉就会有所代偿，例如盲人的听觉和触觉会增强。此外，知觉学习实验（我们将在第9章中讨论这类实验）表明，一个人的感觉的敏锐度可以通过练习获得很大的改善。但是，持怀疑态度的人可能会说，这仅仅是注意力、专注度和练习的问题，而不是真正的感官改善。我们必须使用现代方法来证明大脑神经元的回路的确发生了物理变化。

受损的感觉会重塑

　　"大脑可塑性"这个术语指大脑重组其环路的能力。早期的经典实验是这样的：你有一只天生没有视力的大鼠（举例来说，它一出生你就损毁了它的视网膜），等它长大后，你训练它跑迷宫。在它学会跑迷宫之后，你再轻微损坏它的视觉皮质，然后让它再次跑迷宫。（大鼠很乐意跑迷宫，因为大鼠能在迷宫的末端得到食物奖励。）你比较了大鼠在视觉皮质损坏前后的跑动速度。原则上，对一只已经失明的大鼠来说，损坏它的视觉皮质似乎不会产生任何影响，但是你却发现大鼠走迷宫的表现确实变差了，这表明盲大鼠的视觉皮质对迷宫奔跑有所贡献，尽管我们不知道具体是什么贡献。该实验由耶克斯灵长类动物生物学实验室的卡尔·拉什利（Karl Lashley）等人完成，他以寻找记忆的物理位置而出名。之后的研究者指出了拉什利研究的局限性，但事实证明，他的工作方向是正确的。[1]

同一时期，临床医生在人类患者身上有了新的发现，这次是两类发育诱发的失明。第一类患者从出生起一只眼睛就被闭塞了——由于白内障或罕见的眼睑问题，后来，虽然解剖上的问题解决了，但这只眼仍然瞎了或近乎瞎掉。早年的闭眼经历使那只眼睛无法正确连接到其中枢神经通路。

第二类发育诱发的失明，发生在两只眼睛天生指向不同方向的孩子身上。这些孩子长大后，你经常发现他们的一只眼睛接管了另一只眼睛：一只眼睛在工作，另一只眼睛却没有，这就是弱视。另一只眼睛并不是真正瞎了——你可以通过专门的测试证明它的视网膜仍在起作用，但没有有用的视觉通过这只眼睛进入大脑。（目前有多种针对这种情况的疗法，最常见的方法是在幼年时用眼罩交替遮挡两只眼睛，以使一只眼睛永远没有机会接管和压制另一只眼。）

被称为视觉皮质图像处理发现者的先驱戴维·休伯尔和托斯坦·维泽尔决定在动物中重复这些实验，并发现了弱视的神经基础：在一段关键的年龄时期，从视网膜输出到中枢神经系统的突触是可塑的。如果皮质神经元从一只眼睛得到大量信号，而另一只眼睛却没有，那么第一只眼的轴突会吸引所有皮质神经元的注意力（即它们的突触连接），从而使得第二只眼即使功能正常，也没有皮质神经元可以与之对话。

他们发现，对于斜视患者来说，情况则有些微妙。在正常情况下，一只眼睛的图像和另一只眼睛的图像几乎完全重合，并且视觉场景中的一个点会刺激一组皮质神经元。休伯尔和维泽尔人为地让动物的眼睛交叉指向不同方向，例如让幼年动物戴上会改变其视觉图像的棱镜，使得两只眼睛的图像无法正确地聚焦在同一目标上。如果两只眼睛的视线偏离，以至于不能完全平行，那么视野中央的视觉输入就会偏移，不再能形成单个皮质映射图。这个人看到了字面意义上的重影——看到两个单独的图像。在眼睛交叉的情况下，大脑面临一个问题：两只眼睛的图像相互冲突，它必须选择一只眼睛或另一只眼睛。于是不被选择的那只眼睛的连接便受到了抑制。这种抑制起初是暂时的，但过了一段时间之后，那只眼睛就永久性地处于失明状态了。

一项巧妙的实验证明了另一种发生在皮质上的重组。在正常情况下，视觉皮质上有视网膜的"映射图"。虽然皮质表面的起伏肯定会扭曲这张图，但是你还是能一眼看出视网膜上相邻的点也会投射到视觉皮质上相邻的点上，从而在其上创建视觉场景的组织图。实验者使用激光在猴子的视网膜上无痛地打一个非常小的洞。然后，洛克菲勒大学的查尔斯·吉尔伯特（Charles Gilbert）记录下了视觉皮质的反应。最初，皮质图上也有一个对应于视网膜上洞的空白，但是，过了一会儿，邻近区域的皮质反应迁移并占据了空缺，也就是说视网膜临近受损区域的细胞开始与皮质当中原本对应受损区域的皮质神经元沟通了。

这并不意味着视网膜受损区域恢复了视力。如果你的视网膜有病变，那么你永远不会通过受损区域看到任何东西——你有了一个盲点。但是，即使大脑永远无法弥补视网膜上的孔，视网膜病变周围的区域也会比以前"拥有"更多的皮质神经元，这预示它将做得更好。据我所知，这一预测尚未得到检验。不过至少，受更多神经掌控的区域应该会更坚挺，可能会比以前更耐损伤。

理解这一现象的角度之一，是自然界会防止皮质闲置。假设皮质某一区域不再从其自然位置接收输入，那么该皮质区域永远不活动将会造成浪费。取而代之的是，过一会儿，它的功能就会被交给未损坏的输入。在一般情况下，你可以轻松地将这一机制想象为一种处理小中风的方式。（神经病理学家告诉我们，在我们的生活中，所有人都会遭遇这些小的脑组织损失。）想象一下，你的皮质只是小中风，只影响很小的血管，而它所喂养的大脑区域却死去了。对于过去从该区域中受损的区域接收输入的大脑区域来说，这将是永远的沉默，这将浪费宝贵的皮质资源。取而代之的是，大脑会将那些大脑区域分配给其邻居，以充分利用糟糕的情况。

重塑正常知觉

在上一节中，我们看到了感官是如何适应各种类型的神经损伤的，这些损伤对于神经系统来说规模巨大且粗暴。但还有些自然发生的微妙重组，会发生在我们所有人身上。

实验人员能从脑部扫描中学到很多。在天生失明的人的大脑活动中，我们能看到显著的大脑可塑性。当盲人志愿者在扫描仪中用手指阅读盲文时，通常处理视觉输入的大脑区域（如初级视觉皮质）被激活。这些人多年来一直在密集地使用触摸。不知怎的，触觉信息的处理已经占据了未使用的视觉中心。

还有一个戏剧性的例子，来自视觉正常的小提琴家。要拉小提琴，你需要用一条手臂大幅度、粗略地运动，让弓上下扫过琴弦；另一只手则进行一系列非常细微的动作，在小提琴的指板上下飞舞，快且多变地按压琴弦。如果你是一位出色的小提琴家，这些动作会很快，如果你是顶级演奏家，那按弦速度会更快。这项任务所需的速度和精度是很了不起的，专业的小提琴家每天练习这些动作数小时之久。这对他们大脑中的物理连接产生了影响。你可能已经猜到了，这是因为手指的运动受特定大脑区域的控制。对专业的小提琴家来说，其相关脑区会不断扩大，甚至使邻近脑组织的功能丧失。但这仅发生在用于按弦的手上。控制另一只手的大脑另一侧的相同区域没有扩展，因为即使在专业演奏者身上，那只手需要做的动作也相对粗糙。手臂大幅运动那一边（即拉琴弦的手臂那一边）控制手指运动的大脑相关区域完全保持正常。

（小提琴家是一个极端的例子，但我想知道在其他情况下会发生什么。如果你是一名职业运动员，你控制肌肉的大脑回路会以牺牲别的回路为代价来扩张吗？如果你的大部分工作时间都在担心大脑，那么担心大脑的回路会以牺牲欣赏歌剧的回路为代价扩张吗？）

在实验室中可以测试相反的情况，即感官剥夺。在黑暗中长大的猫不能正确地融合两只眼睛的图像。还有一个尚存争议的实验，实验组里的幼猫只被允许看垂直条纹或水平条纹的图案。动物出生时神经元的方位选择性很弱，随着动物的成长，神经元的方位选择性会变得更敏锐。在只能看到条纹的极端情况下，长大后动物的初级视觉皮质神经元的方向选择性会偏移：异常多的细胞会偏好特定的朝向——如果猫唯一的视觉体验是垂直条纹，这个特定朝向就是垂直的，如果猫只看到水平条纹，则为水平的。[2]

这类实验还有一个巧妙的变种，是在动物幼时剥夺其观察物体运动的能力。实验人员用闪光灯间歇短暂地照亮环境，将猫置于其中饲养。这使猫可以看到平常的世界，但是灯光闪烁的时间太短，无法使物体在视网膜上发生任何有意义的运动，这样一来，这些动物的视觉皮质也体验不到任何物体的运动。这样做会发生什么呢？这些动物长大后，其皮质中没有方向选择性神经元。

　　最终和关键的一组实验操作直接证实了突触可塑性在视觉发育中的作用。这些实验分别由迈克尔·斯特赖克（Michael Stryker）、卡拉·沙茨（Carla Shatz）和他们的学生完成，这些学生现在分别在加州大学旧金山分校和斯坦福研究LGN。

　　LGN的一部分专用于从一只眼睛输入，另一部分专用于从另一只眼睛输入。但是，我们出生时LGN并非以这种方式开始。在正常婴儿中，来自两只眼睛的轴突广泛分布，每个都覆盖了LGN的大部分。一开始左右眼的输入几乎没有分离。分离是由从眼睛来的轴突的活动模式产生的。甚至在婴儿出生之前，这些轴突就在发放——就像汽车发动机怠速运转时那样，以簇状形式突突地发放①。这些突突的发放是同步的：来自同一只眼睛的活动总是同时到达LGN，而另一只眼睛的活动则在另外的时间到达。

　　这为一种关键的可塑性形式（它也启发了机器学习）创造了条件。正如你将在第9章中了解到的，唐纳德·赫布提出，同时发放的神经元群之间的联系会增强。当一只眼睛的许多视网膜轴突同时驱动其LGN目标细胞时，相对于另一只眼睛的突触，这些轴突和LGN细胞之间的突触会增强。渐渐地，最初胡乱分布的轴突精细化了它们的LGN目标，于是，一团LGN神经元对来自右眼的输入做出了响应，而另一组对左眼的输入做出了响应。结

①　如果你考过C1或其他手动挡机动车驾照，或是观察过起步时的燃油公交车，你应该会熟悉那种突突突地颤抖的感觉。——译者注

果，LGN的左右眼映射图变得清晰分明，这靠的正是增强同时活跃的突触。为了证实这一点，斯特赖克使用药物阻止一只眼睛发出的活动到达LGN，在这种情况下，LGN上两眼的输入就不再分开。

所有这些发现都表明感觉系统的可塑性。但是，在自然条件下，这有多重要？如果一个人在没有视力的情况下成长，会发生什么？

学着去看

赫布认为视觉主要是后天习得的：复杂的感知都是通过体验的联结形成的，因为世界上的物体，其视觉特征都是成群出现，而不是一个一个孤立的。他认为这些联结必须发生在生命的早期，否则，正如当时的某些证据所表明的那样，之后大脑将无法形成必要的细胞集群。他的基本想法是正确的：视觉的形成的确依赖于体验。但是他关于这必须在年轻时发生的结论似乎仅是部分正确的。

证据来自那些天生失明、后来又通过治疗重获视力的人。麻省理工学院的帕万·辛哈（Pawan Sinha）是印度人，在一次回国访问时他意识到，在印度乡村中，可能有30万名儿童患有先天性白内障。在这些儿童中，眼睛里的晶状体被浑浊的纤维组织所代替。白内障的眼睛能穿透光明与黑暗，但这些儿童丧失了更精细的视力。在人道主义与科学的完美结合下，辛哈组织了一个慈善项目，寻找这些孩子并将他们送到新德里，在那里，现代医院的外科医生用透明的人工合成的晶状体替换了他们的晶状体。在发达国家，医生给许多患有白内障的老年人实施了相同的手术。

　　辛哈的团队在手术前、术后，以及数月或数年后检查了患者的视力。摘除白内障并不能立即恢复儿童的精细视力。世界在他们眼前混乱而模糊。但是随着时间的流逝，他们的视力开始改善。几个月后，他们能看到更多细节。许多人可以不用手杖走路了，能在拥挤的街道上骑自行车、认识朋友和家人、上学，并且开展各种需要视力的活动。

　　然而，他们的视力似乎从未变得完美。即使经过几个月的训练，他们的视力仍低于正常水平。有人评论说他可以看报纸上的头条新闻，但看不到小字号的正文。有些人在执行特定的视觉任务时遇到了麻烦，例如，将彼此重叠的两种形状分开，如下图所示。

　　我们大多数人都将这张图片看作与正方形部分重叠的三角形，但是一些新近获得视力的人只将这些线条组成的图案视为单个复杂的对象。（有趣的是，如果你让三角形或正方形彼此独立地移动，那么此问题就会"得以解决"。

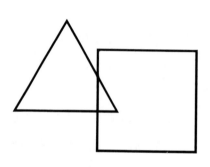

这种形式的视觉训练和其他形式的视觉训练似乎有助于视觉的恢复。）

　　这么看来，大部分视力都可以在长大后恢复。但是有一些发现提醒我们，视觉系统的可塑性不是无限的。首先，脸部识别斑块在不同的人（或猴子）中位置相似这一事实表明，它们在大脑中的出现具有某种程度的内在规律。其次，随着手术后的印度儿童逐渐恢复视力，他们的大脑活动模式发生了变化。白内障摘除后，功能性磁共振成像显示，他们的皮质对各种视觉输入（包括面部）的反应混乱而分布广泛，但很快，对面部有反应的区域就只剩下一系列斑块，这些斑块正位于它们该在的位置。这再次表明，大脑提前知道了面部补丁应该在哪里。至少在一定水平上，这是视觉结构由先天决定的证据。利文斯通将这些预先决定的位置称为"原型脸部斑块"。

　　最后，利文斯通和她的同事于2017年年底发表了一项关于感觉神经可塑性的优雅而有力的实验。他们饲养的猴子从小就没见过面孔，不仅仅是没见过人的面孔或猴子的面孔，应该说从来没有见过任何面孔。完成这项实验听起来可能需要做很多工作，但原则上并不太难。实验人员亲切地照顾了小猴子，无论何时，只要他们靠近它们，实验人员都会戴上电焊工的面罩——这是一块很大的深色玻璃的弯曲板，从额头伸到下巴下方。

　　除了看不到脸，这些猴子在一个完全正常的视觉世界中长大：它们可以看到笼子和周围房间中的一切；它们可以看到实验人员的躯干、手臂和脚；它们可以看到喂奶的奶瓶。它们可以听到猴群发出的正常声音。它们唯一被剥夺的是对面部的视觉体验。这些猴子在大多数情况下都能正常发育，并且在实验完成后被引入猴群时，它们能与同伴开心地交流，而且成功地融入了猴子社会。

实验人员训练了这些猴子，使其能安静地躺在fMRI扫描仪内。之后，他们向猴子展示了包括面孔在内的各种视觉物体，并对其大脑进行了扫描。你可能已经猜到了，它们脑中并没有面部斑块。不过，值得注意的是，通常原本是颞叶面部识别脑区的区域会对手的图像做出反应。在正常的社交环境中，灵长类动物最重要的视觉对象是面孔。面孔表达愤怒、恐惧、敌对、爱以及所有对生存和繁荣至关重要的情感信息。显然，环境中第二重要的特征是手——猴子自己的手，以及培育和喂养它们的实验人员的手。

尽管通常会成为面部斑块的脑区变成了"手部斑块"，但它对视觉物体的偏好仍然具有可塑性。在猴子被允许看到实验人员和其他猴子的脸后大约6个月，脸部斑块中的细胞逐渐恢复为对脸敏感。显然，面部传达的信息如此重要，以至于它们重新夺回了手的图像所占据的大脑区域。

面部斑块的存在解释了一个早就被认识到的奇怪临床症状——字面意义上的"脸盲症"（源于希腊语"脸"和"无知"）。这些人的视力很正常，但是难以识别人脸。患者可以和其他人一样区分一张脸和另一张脸，但是却很难从记忆中识别出脸。

脸盲症的程度不同——有非常轻微的，也有极端严重到需要去看医生的。而另一个极端是，有些人是超级人脸识别器。据身边的一位助手说，爱德华·肯尼迪参议员可以认出一万人。就个人而言，我其实更接近脸盲一端。这是一个令人尴尬的问题。我可能前一天与你共进晚餐，度过一个愉快的夜晚，第二天在大厅见到你时却想："我认识那个人吗？"没有什么办法确认。因此，如果我一次又一次怠慢你，请你理解，这是我的问题，而不是我对你没有兴趣。

总结一下：面部斑块在颞叶广泛分布，似乎可以协同工作，并通过体验变得对面部敏感。正如利文斯通所指出的，这个分布广泛、依赖于经验的系统，在很多方面都表现得很像是一个可以习得的神经环路。

第 9 章

编制一张神经网络：把共同发放的神经元连在一起

我想问题是……失去这么一大块脑子，这个人的智商或智力怎么没受太大影响呢？对他的家人来说，他的智力几乎没有损失，这怎么可能呢？他可是失去了……整个右脑皮质啊。

——唐纳德·赫布

我们可以开始把之前讲过的一切都串起来，聊聊你到底是怎么识别你女儿的了。让我们先回到20世纪60年代，了解一些基本知识。我将向你展示神经科学和计算生物学一条精彩分支的历史。半个多世纪以前，加拿大神经学家唐纳德·赫布为开创这条分支奠定了基础。

让我们想象一个简化的大脑，它仅包含两个神经元，它们通过突触相连。（暂时不必担心该大脑如何与外界对话，这只是一个假想的大脑。）忽然，这两个神经元被激活了。（这里的"激活"只是意味着它们发放神经冲动。）

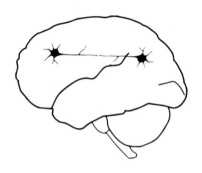

让我们比较两种情况。第一种情况下，两个神经元都被激活，但是第一个神经元的激活时刻和第二个神经元的激活

时刻没有关系。两个神经元各自响应输入而发放，彼此无关。在第二种情况下，每当一号神经元发放时，二号神经元也会被激活，反之亦然。神经元在两种情况下的活动水平相当，区别是一种情况下它们总是同时发放，另一种情况下它们的发放时刻毫无关联。

　　事实证明，两个神经元发放不同步时，不会发生什么特别的事情。但是，如果它们总是同时发放，就会发生一些有意思的变化：神经元之间的突触连接会得到加强，这样一来，一个神经元的活动就能够触发另一个神经元的活动。为了使规则易于记忆，有人将其表述为"若共同发放，则携手相连"。

　　我刚刚用了不到400个字向你描述了一个神经科学小知识。这种基于同时性的突触连接增强是一种最基本的记忆形式。所有的感知、情感和动作都以此建立。唐纳德·赫布是现代神经科学的创始人之一。他在1949年出版的《行为的组织》（*Organization of Behavior*）一书中描述了关于神经网络的想法，具有非凡的先见之明。两个神经元之间可调节的联系后来就称为赫布突触。稍后，我们将在现代神经网络中碰到它引申出的变种。赫布突触（或它的硅基版本）给大多数的现代人工智能提供了能量。

赫布原创的神经网络

　　在《行为的组织》中，赫布提出了一个涵盖神经科学许多方面的大理论。这一理论解释了动物在自然界得以生存的关键，也为如今的机器学习奠定了基础。但是他的原初热爱、他思想的基石，来自感知觉研究。

让我们从简单的感知开始。以一个简单的线条图为例，假设白色背景上有一个黑色轮廓的正方形。我们将其视为一个整体、一个连续的图形。但在足够精细的尺度上，正方形的轮廓实际上是由一排点组成的。准确地说，是我们的视网膜将黑线检测为一排点，因为黑线落在一系列单独的感光神经元（视杆和视锥细胞）上。它们紧密而规则地排列在视网膜上。无论线条有多平滑，视网膜都会将其检测为一排点，而不是一条线。

这当然不是我们所看到的。我们在白色背景上看到了一个黑色正方形，因为我们的大脑将点连接成了线。此外，我们感知到的也不是组成正方形的四条线，而是作为一个整体的正方形。唯有在受损的大脑中，我们的知觉才会瓦解：麻省理工学院的神经心理学家汉斯–卢卡斯·特伯（Hans-Lukas Teuber）报告过一名患者，从这名患者身边经过的摩托车在他的眼里不是一辆摩托车，而是一列静止的摩托车。在正常的大脑中，事物往往被视为整体，而不是各个部分的集合。但是本质上，视觉世界并没有告诉我们哪些东西属于一个物体。它只向我们显示像素阵列，而大脑必须弄清楚哪些元素归属一物。在上面的例子里，正常的大脑能搞清楚自己看到的是一辆正在行驶的摩托车，而不是一列摩托车。这个叫作认知闭合的原理令赫布离他对记忆的理解又近了一步。

　　20世纪初的心理学家知道每个对象在我们心中都有一个格式塔：归属同一对象的物体具有一致的形式，这种一致的形式可以掩盖具体细节的不同。其中最为人津津乐道的例子，是熟悉的图像并不会因为部分的缺失而失去整体性，虽然下图中三角形的一条边有缝隙，它也会立即被视为一个三角形。

　　赫布和他学生在实验中使用了被称为"稳定视网膜图像"的技术，首次描述了这一有趣的现象。正常情况下，人眼会不断进行很小的运动，像是眼球在震颤——不同于目光从一个地方移到另一个地方

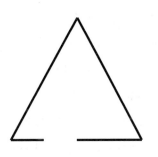

的眼动，它们的幅度是如此之小，我们甚至不会注意到它们。但是这些微小的动作会影响我们的视觉系统和视力。赫布和他的团队使用了一个巧妙的隐形眼镜来稳定视网膜图像，该隐形眼镜的表面粘着一根细小的茎，茎末端更细小的透镜将测试图像聚焦在视网膜上。这种隐形眼镜消除了眼球轻微移动造成的视网膜图像的位移。

　　视网膜的大部分神经元和大脑的视觉区域对不变的对象不是很感兴趣。当一个新物体出现时，它们会剧烈响应，但是如果图像完全没有变化，它们将逐渐停止响应。这很有用，因为这意味着大脑不会在没有新信息的事物上花费精力。但副作用是图像如

果不移动，就容易从感知中淡出。眼球静止时的震颤（那种我们几乎无法感知的微小运动）通过使图像在视网膜上来回滑动抵消了这一过程，因此神经元不会疲劳，可以一直看到物体。但是实验用的隐形眼镜却抵消了这些微小的眼球运动，因此，只要眼球转动，视网膜图像也就会相应移动。

你可能可以猜到，使用该隐形眼镜会让图像从你眼前消失，因为没有震颤来稳定它。对于赫布来说，关键的结果不是图像消失了，而是它消失时发生了什么。图像的消失并不是无组织地分解成一堆散点。相反，它是成块消失的：正方形可能会一整个儿一起消失，它会先消失一条边，但保留其他三个边，然后再失去两条边，最后失去剩余的最后一条边。

赫布假设成块消失的形状对应于大脑当中一群神经元的同时激活。他称这些为"细胞集群"，这是他最基本的神经网络。稍后，我们将介绍细胞集群是如何形成的，那是赫布的天才想法，其中涉及了著名的赫布突触。

赫布关于细胞集群的假设实际上有两个目的。第一，它解释了为什么感知会成块出现。在他的理论中，正方形的大脑图像由四条边中的每条边的细胞集群的激活组成，它们通过突触连接在一起。但是，连接在一起形成正方形的细胞组件不必位于大脑内的物理正方形中。（实际上，细胞集群及其与其他细胞集群的高级连接广泛分布于整个大脑中。）赫布提出了一个假说，其中简单的元素（例如我们的正方形）由简单的细胞集群来表征，这些简单的细胞集群可以链接在一起以形成更复杂的对象，甚至形成思想和意识记忆。我们特定的正方形可能起源于4条线的感觉表征，但是通过链接到其他细胞集群，它成为对正方形的记忆的一部分。

在本书中，我们的讨论限于视觉范畴，但是值得注意的是，赫布的细胞集群不仅能把视觉对象相互关联，还能把它们与表征声音、气味和口味的细胞集群相关联。情感也是如此——构成每个人的历史的整个体验网络。细胞集群可以与遥远的记忆联系起来，当然，它们包含的不是几个，而是成千上万甚至上百万个相互连接的神经元，它们在大脑中的位置或近或远。这些包括概念和情感上的联系。如果你是普鲁斯特的书迷，你应该理解玛德琳蛋糕的味道是如何让他回忆起关于逝去事物的一整段记忆的。

当我们听到"神经网络"一词时，我们许多人首先想到的是一种类似于蜘蛛网的关联属性。从远处看时，大脑的连接网确实是这样的。但是在大脑中存在高度特异的联系，而这些联系会影响视觉的基本原理。

赫布的想法有第二层有趣的含义，与感知不完全相关。它能解释大脑被损伤后惊人的恢复力。1937年，蒙特利尔的外科医生维尔德·彭菲尔德（Wilder Penfield）做了一项开创性的手术，将癫痫病人的部分大脑切除，以平息从该区域扩散到大脑正常部分的异常放电。这是一种有效的手术，通常可以控制患者的癫痫发作。但是，如果手术切除的部分包含感觉或运动区域，那患者就会失去一些视力、听觉、触觉，或者行走或熟练运动身体的能力。因此，彭菲尔德在手术过程中仔细绘制了大脑的图谱，并且使患者在手术过程中保持清醒，以确保这些特定的感觉和运动区域不被破坏。

根据这个标准，大部分的大脑表面都可以切除，它们不是我们必需的感觉或运动系统。现在我们对这些区域的功能知之甚少。彭菲尔德雇用唐纳德·赫布来找出是否存在因这些"沉默"地区遭到破坏而造成的隐性缺陷。去除任何特定的患病部位是否会对智力产生影响？彭菲尔德知道，如果在这些未探索的区域中切除组织会造成损失，这些损失将是微妙的，因为他在手术后与患者交谈时，发现他们几乎没有沟通障碍。

不过，任何一个理智的人都不会认为大脑的大部分区域是没有用的。彭菲尔德希望赫布找出丢失的内容，即使它们很难通过日常对话来发现。随后的数十年研究终于表明，在大多数脑部病变之后，确实存在功能的细微丧失。但是，给赫布留下更深刻印象的是那些没有丢失的东西：脑部损伤似乎并没有引起特定记忆的丧失。

为了避免混淆，重要的是区分特定记忆的丢失和特定能力的丢失。从阅读或影响我们朋友和家人的悲剧中，我们大多数人都知道，大脑受损会导致非常特殊的残疾。语言理解能力可能会丧失（失语），肢体可能会麻木或瘫痪，面部肌肉可能会下垂。这种损失可能是非常具体的：一个人可能会失去说话的能力，但他可能会完全保留理解口语的能力。但是，这些与赫布研究的记忆丧失是不一样的，它们只是能力的损失。

赫布说过一句令人难忘的话："我们不会失去关于红色秋千的记忆。"如果你祖母的屋前有个门廊，门廊上悬挂着红色的秋千，你可能会失去对门廊（或农舍或农场）的全部记忆。但是，你不可能只失去对那个红色秋千的记忆，否则你不可能记得门廊的清晰图像。

赫布观察到，一般来说患者可能会丢失很多旧记忆（或者可能会失去形成新记忆的能力），但是一旦发生这种情况，这些记忆的所有部分都将丢失。记忆可能会褪色（如果你从未遇到过这种情况，我向你表示祝贺），但是对于保留的每项记忆，我们都会保留其大部分元素，包括其特定部分。

这似乎暗示着记忆并不在你的大脑中。怎么可能呢？记忆不是短暂的、精神的、漂浮在你身体之外的东西。它们肯定确实必须得在某个地方，这个地方显然在大脑中。被我们称为大脑的那个计算机包含着这些记忆，但是特定的单个记忆似乎在大脑中没有单独的物理位置。

赫布的神经网络概念不仅解释了感知的统一性，同时也解释了为什么彭菲尔德在去除患者大脑的一部分后并没有发现更大的缺陷。让我来解释一下原因。

神经网络遍布于大脑之中。如果一张神经网络并不局限于一个紧凑的位置，而是广泛分布，那么就可以解释为什么个别记忆

没有各自固定的位置。如果一个细胞集群由大量相互连接的神经
元组成，丢失一些神经元不会对我们造成太大伤害。集群中的大
多数细胞将保留，仍相互连接，并将继续表征一种感觉、记忆或
思想。这就是为什么记忆不局限在脑中一个特定的地方，而分布
在整个大脑中。现在来回答彭菲尔德的问题，神经网络的损坏确
实会导致功能下降，但变化是如此之小以至于无法测量——尤其
是在彭菲尔德所处的时代。神经网络让大脑变成了工程师所谓的
"容错"系统。

可调教的突触创造了细胞集群

　　细胞集群把感知到的部分组合成整体，神经网络在大脑表
面的广泛分布解释了记忆为什么没有固定的位置。到这里，赫布
的细胞集群只是一个可爱的理论。它之所以能成为不朽的经典，
是因为赫布还告诉了我们细胞集群是如何组装的，即赫布突触
原理。

　　假设我们有一张在大脑表面广泛分布的细胞集群，它的工作
是表征和存储某个物体的感觉。细胞集群是微型神经网络。这张
特定的神经网络如何与大脑对外界中特定对象的感知相对应？换
句话说，大脑中代表正方形的4条边（实际上在世界上作为一个
单位出现的正方形）的细胞集群与看正方形的体验之间有什么关
系呢？

因为世界是有序的，所以大脑以有序的方式获取输入。世界以拓扑的方式投射在视觉皮质上——在大脑表面有视觉世界的地图，或者更准确地说，在视觉皮质表面上有视网膜的投射图。因此，一根边的线条激活的神经元也大致排列在视觉皮质上的一条线上。视觉皮质是信息传递到对象识别中枢的主要门户。结果，当观察到一条线时，相邻的皮质神经元会一起发放。你可以猜出下面发生了什么：因为这组同时发放的神经元通过突触相连，所以这些突触通过同时发放而得到增强，它们被"连线"在一起。它们形成一个表征一条线的细胞集群。这样以后，每当其中一个或几个连接的神经元发放时，也会触发其余的神经元。刚开始时，细胞集群内的所有突触都具有相同的连接强度。在被线条反复刺激后，它们中的一部分（与线条相对应的那部分）神经元之间的连接便得到了加强。

一旦发生这种情况，皮质就会偏向于看到线条。如果看到一条线的一部分，那么现在连接的神经元往往会一起发放，并向大脑的其余部分报告刺激是一条线。大脑皮质的报告很可能是真实的，因为视觉世界中线条出现的频率很高。真正的非冗余视觉场景——各种视觉元素出现概率完全均一的世界，看起来就像乱糟糟的电视雪花。视觉世界的规律性使大脑对输入的解释偏向于这些规律。

在下一层复杂性上，以联合方式出现的4条线（一个正方形）也会引起神经元发放的关联，在这种情况下，神经元的发放表征了一个正方形。从这里开始，我简单的二维插图开始崩溃，因为我们必须超越任何特定的正方形，才能到达一个代表"方格"的格式塔（代表个体细节变化的身份）的细胞集群，而无法以一种简单的方式表征。稍后我们将解决此问题，因此，让我们此刻暂且这么说：可以将用于简单几何形式的单元组件连接到更大的神经网络中，该网络从特定实例中抽象出"方形性"。赫布认为，这种相当无意识的知觉学习是所有感知的基础。

赫布对线条的强调对于神经科学的知识史来说是不幸的，因为20世纪60年代的实验证据（后来的事实又证明那不是很好的证据）表明大脑从出生起就有线条检测神经元。这似乎使他的整个理论付之东流。但是，赫布的基本原理——赫布突触及其如何建立大脑的联系——并没有消亡。它沉睡了大约10年，然后又引人注目地回潮，人们对神经网络的兴趣恢复了。

蒙特利尔的唐纳德·赫布

唐纳德·奥尔丁·赫布（Donald Olding Hebb）——他被同事和学生称为"D.O."，是个中等个子、身材瘦弱的男人。一次严重的骨结核发作造成了他的长短腿。尽管他直立时站得稳稳当当，但由于双腿不对称，所以人的轮廓弯曲得像括号一样。1965年，他60岁时，一头沙色头发变成了灰色，那张苏格兰-爱尔兰人的方脸上长着苏格兰-爱尔兰人的白皙皮肤。[1]

赫布出生和长大的地方叫切斯特——加拿大新斯科舍省南海岸岩石港口上的一个稀疏乡村，村里尽是简易的框架房屋。头一个赫布（当时的拼写是 Heb）于1753年从德国移民到森林茂密的新斯科舍省。他的许多后裔遍布全省，在切斯特不远处还有一个叫赫布庄的小镇。这些德国人随后与当地人口更多的苏格兰人结合，D.O.本人就自豪地将自己视为苏格兰人的后裔。

唐纳德·赫布出生于1904年。他的父亲是一名城镇医生。赫布的母亲婚前姓名是玛丽·奥尔丁（Mary Olding），她也是一名医生，于1892年入读达尔豪西大学。她是北美最早的医学专业女性之一，赫布精神上的独立性很有可能继承自她。他的姐姐凯瑟琳（Catherine）成了著名的神经化学家，并在英国剑桥大学度过了她的大部分职业生涯。

D.O.一家人住在切斯特市主街上一栋长方形的普通房子里，离港口只有几步之遥。在以后的时光里，有许多姓赫布的家庭会回到切斯特度假。赫布一家在附近还保有一处房产。D.O.的兴趣之一是帆船航行。切斯特的一位居民回忆说，她的兄弟曾为赫布家维修帆船，他常回家抱怨赫布家"要求太高了"。

赫布确实要求很高，但他更关心的是原创性。他很强调要回避那些缺乏想象力的人。他一直在追寻真正新颖的想法，而他所在的系所也取得了非凡的发现：大脑中的"愉悦中心"、损伤后会选择性丧失近期记忆的大脑区域、告诉老鼠它在空间中的位置的大脑神经元、癫痫发作的"种类"。这些发现中的每一个都出人意料，而不仅仅是过去成果的改进。我在麦吉尔的同学约翰·奥基夫（John O'Keefe）赢得了诺贝尔奖，因为他敢于在大鼠跑迷宫时记录它们的神经活动，并注意到"位置细胞"的神奇行为，它们的活动能确定动物在空间中的位置。

　　赫布的第二个信条是要重视科学的传达。他喜欢写作，他最初的梦想是成为一名小说家。至少在我结识他的时候，他已经不再写虚构作品了——他开玩笑地评论说，他最伟大的虚构作品就是《行为的组织》。不过，他平时有一项娱乐就是阅读廉价科幻小说，他能囫囵着一口气读上几册。每隔几周，一整箱赫布读完的科幻杂志就会出现在他家门外，以供废纸回收。

　　"听着，"他说，"知识的传达是科学的一部分。知识藏在你自己脑袋里对你和他人都没有用，你必须让它能被他人获得才成。无论你的研究做得有多好，你的想法有多聪明，只要没有人阅读它们，那都是浪费。你得会说给别人听。"我想过，赫布在写《行为的组织》初稿的同时，或许一直会想："如果我不能很好地推销这些想法的话，它们就会消失得无影无踪。"不过他的确很能推销：这本书在出版时就立即获得了成功，它的魅力之一就是赫布那清晰的分析、流畅的文笔以及藏在文字背后的那一丝欢乐。

　　赫布拘谨自律的外表之下是一个温和的人。他当时的秘书是
个身材高大、红发、据说之前做爵士俱乐部酒保的年轻女人。我
无法证实她的经历，赫布一定很高兴能聘请一位与严肃正式场合
完全不沾边的人。（她自然对蒙特利尔市中心出色的爵士乐和布
鲁斯音乐很熟悉。）

　　赫布非常有创造力。甚至他关于创造力的观点都很有创意。
他的想法与众不同，他坚信学习不必要的东西对你不利，并用一
则老笑话来支持自己的看法：一位鱼类学教授曾说，每次他记住
了一名学生的名字，他就会忘记一种鱼的名称。这种信念可能是
有原理支撑的：赫布认为记忆是靠修改突触形成的，而突触总量
是有限的，因此如果你以有涯随无涯，迟早会把突触用光。

　　这个想法的推论是，不应强迫研究生上课。（我选择麦吉尔
大学读研究生的第一重要的原因是有机会与赫布一起做研究，第
二重要的原因则是他们没有必修课。）他所在的系对博士唯一的
硬性要求是修一门统计学方面的简单课程，而这一要求来自更高
级别的学位认证部门，除此之外，系里就没有任何要求了。

感知学习

　　20世纪60年代的赫布真正关心的是感知学习。"感知学习"
有很多种，其中之一就是我们平时说的熟能生巧。例如识别皮肤
上的针刺，测试者会用两根距离很近的针轻轻触碰你的皮肤，让

你辨别是两根针还是一根针。一片皮肤的感知"阈值"就是你能辨别的两根针之间的最小距离，它会随着练习缩小。如果每周一连7天让人给你进行这项测试，那你会发现在一周结束时，你可以比开始时分辨出更小的距离。

日常生活的感知学习中，我最喜欢的例子是听音乐。我一生听过很多音乐；现在的我听得比年轻时的我更清楚。这不仅适用于巴赫的独奏曲，而且也适用于重金属咆哮的歌词。我一点儿都不在乎流行乐的歌词，我也不了解巴赫音乐里的结构。能更好地听这些东西不是因为对音乐的理解，它只是表明我们的感官体验本身可以被"培养"。

当然了，你可以有一个简单的解释：经过练习，你只是给了你的皮肤或巴赫音乐更多的注意力。但是还有一个更加微妙而深刻的解读，这个对于感知学习的解读才是让赫布更感兴趣的：感觉系统的神经元会根据刺激调整自身。事实上，赫布认为——那时还是1949年，信息论提出之前——神经元会根据自然刺激的规律而重新组织。他认为这不是锦上添花的附加功能，而是感知的基础。

我们阐释赫布对于线条感知的理论时，已经遇到过自然视觉场景中的规律性了。世界包含许多重复发生的视觉事件。看看窗外：晴朗的日子里，蓝天上的每个像素几乎一样。从技术上讲，这就是"冗余"的意思。它从一个点到另一个点是几乎不变的，因此视觉信号是几乎相同的。其他更复杂的事物也是如此。红色汽车身上的一小片红色区域很可能被其他红色包围（在这个例子里，是同一铁板上的相邻位置）。这也是冗余。

再举个更复杂的例子，想一下森林、电线杆或建筑物。这三样东西的共同重要特征是它们包含直线。直线包含冗余元素：如果在直线上选择一个点，则相邻点很有可能沿着同一条线。另一方面，如果你选择了偏离直线的点，则信号将有所不同。因此，与湛蓝的天空相比，一条线仅是部分多余的（点的位置限制在一个维度上，而不是两个维度上），但是原理是相同的。实际上，在我们的世界中，很少有视觉输入不是多余的。我想再说一遍，一个真正非冗余的视觉场景看起来就像电视雪花一样。

就视觉对神经系统所需而言，这是非常重要的。这意味着你的感知实际上并不需要评估场景中的每个像素。它可以利用视觉场景中的规律来预测相邻像素所包含的内容，并且只要大脑提前知道这些规律性（因为它已经创建了代表它们的细胞集群），就可以节省工作量。这是生物感觉系统设计中的一个巨大的通用原理。我们在边缘检测那章看到了这一点，而在面对复杂物体（例如脸部）时，我们会再次看到这个原理。

赫布的假说是，视觉世界的规律性会被反映在细胞集群中。如我们所见，正因为面对的是规律的视觉世界，一起发放的神经元才能组成细胞集群。它们是一起被激活的神经元集合，因此相连的神经元能一起发放。如果有连续一排四个激活的像素，则对它们做出响应的神经元将被连接起来。事实上，如果前三个像素排成一行，那大脑将预测第四个像素也会在同一行。预测当然可能出错：线条可能会转弯，因此第四个像素可能实际上偏向侧面。但是出现在同一行的可能性更高。因为视觉世界有规律，所以大脑的猜测经常是正确的，感知的效率也因此提高。

换句话说，所有感知都受到之前的影响。我想说的不仅仅是你会在特定情况下预期看到特定的人或事物（如在感恩节聚会上，你预期会看到你的表弟），而且在无意识的基础感官水平上"创造"出感知。即便是最简单的感觉要素也是被大脑创造出来的，这种创造出的感觉和你的眼睛、耳朵、皮肤或鼻子实际感受到的不相上下。

碰巧的是，我在麦吉尔进行的一项实验描述了这种"创造"的原始形式。我正在研究所谓的运动后效应。如果你长时间固定地观察某种运动模式，当运动停止时，你就会觉得图案看上去正朝相反的方向漂移。（运动后效应的另一个名称是"瀑布错觉"：注视瀑布一段时间后，你看到的任何东西似乎都在向上流动。）

人们早就知道这种知觉错觉的存在。不过，与看到强光后产生的短暂后效应不同，运动后效应可以持续数天。这意味着它并不只是某种疲劳，而是对感知造成的更持久的偏差。我还发现它与原始刺激有着独特的联系。面对日常生活中的其他东西时，感知仍然一如既往，只有当你看到原来的运动模式（现在是静止的）时，你才看到相反方向的蠕动。

不仅如此，我发现你只有在原始刺激的视野区域里才能看到这个错觉。由于大脑的视觉中枢像地图一样组织，所以视觉的长期变化不会随便发生在其他区域，只发生在感觉系统这个相当简单的视觉区域里。在这个实验里，没有线索提示被试他们的感知已经改变——他们的视力是完全正常的，除非他们重新看到测试刺激，并意识到它们的奇怪运动。对于那个特定的对象，正如赫布所预言的那样，它们的感知已经高度特定而且或多或少永久地发生了改变。

　　我发现的现象有些古怪。这种移动并不寻常，虽然它看起来好像在移动，但是你知道它并没有移动，因为你可以用周围的静止物体作参照。这使它成了一个有趣的客厅小游戏。但是，后来，洛克菲勒大学的查尔斯·吉尔伯特和他的同事也证明了类似的结果，他们又设计了一些感知任务来衡量一个人的日常辨别能力，例如辨别直线在空间中的位置等。结果表明，日常经验也可以被感觉经历改变。

核心假设的证据

　　虽然赫布的研究是从感知出发的，但他对知觉和认知的理论并不如他关于突触可塑性的猜想（即赫布突触）有名。这可以理解。这些理论之所以没引起人们的关注，是因为它们比他关于单个突触细节的想法更难掌握，毕竟突触是一个看得见、摸得着且可以观察的（微观）物体。并且他的感知理论在当时还无法检验。直到21世纪初，可视化分布式神经元系统的目标才似乎不再是梦想。

赫布并不太关心赫布突触。它只是一个假设，是他建立感知和记忆理论的工具。但在21世纪，突触是非常具体的东西。我们可以详细地了解它们的形状——用一台三维打印机就可以打出它的模型放在你办公桌上。我们知道突触传递的信息，我们知道传递突触的分子，我们知道大概有几十个分子，每个分子都执行特定的任务。

1949年，赫布没有任何这些知识。在那时，突触不久前才刚成为一种假设，人们只是因为它的解释性价值而希望其存在，但还缺乏直接证据。赫布对此也无能为力，所以不值得为此烦恼。但是他确实提出，突触强度的变化可以构成记忆的基础。大约在1970年左右，事实证明，在脑子里可以观察到突触强度的变化，这一变化足够简单，我们可以使用基本的实验室设备进行研究。这种突触强度的改变被称为长时程增强（LTP）。（科学家们在自己不确定时，会使用限定严格的术语——"长时程增强"仅准确描述了某种特定的实验中发生的事情，仅此而已。没有人敢称其为"突触学习"，或者发明类似的词来描述它。）

LTP实验发现，如果反复在突触前刺激会使突触增强，这种影响可以持续数小时甚至数天。这正是赫布的猜想：共同发放，携手相连。赫布的突触及其相关理论引发了关于单个突触可塑性的小型研究。最近有一天早晨，我在计算机上搜索"长时程增强"得到了 13 800 篇论文的结果。2000 年，埃里克·坎德尔（Eric Kandel）的突触可塑性研究获得了诺贝尔奖。

LTP 的第一个实验室演示是由挪威生理学家特耶·洛莫（Terje Lomo）进行的。洛莫在 1966 年发表了一份简单但准确的描述。随后在 20 世纪 70 年代初，洛莫和蒂莫西·布利斯（Timothy Bliss）以及其他合作者发表了一系列认真详尽的论文。洛莫研究了一种容易被电刺激的轴突纤维，它们的突触后神经元是已知的。（那些神经元位于被称为海马体齿状回的地方，其形状一定使某些早期的解剖学家想起了牙齿。）如果高频地刺激突触前纤维（突触的"上游"），那么突触后细胞（下游）的反应可在很长一段时间（几小时甚至几天）内维持高水平的响应。这是非常有趣的，因为在那时能观察到的神经事件只发生在以毫秒计的时间尺度上。长时程增强发生的持续变化可以成为（至少我们希望它能成为）研究记忆的原理的开端。

神经网络的式微

我希望我传达了赫布在 1949 年弄清楚、我们 10 年后才开始凭经验证明的想法。1949 年，没有人想到突触具有记忆力。突触的"细胞集群"或"神经网络"的想法与早期神经科学家的想法相去甚远，早期神经科学家专注于弄清楚简单的反射——由很少的神经元组成通路沿着单一方向上传递信息。尽管早期的解剖学家画笔下的图谱隐含了更复杂的网络，但人们从未探索过。当然更没有人像赫布提出细胞集群的假设那样，试图用一个单一的猜想来解释我们对物体的识别以及个体的持久记忆。

此外，赫布没有利用我们从计算机技术中获得的概念的优势。现在大多数受过良好教育的人至少对计算机中实现的神经网络非常熟悉。这些是大部分机器学习的基础，这让人们得以在大数据中找到显著的模式，例如在流行病发生之前进行预测，或者对恒星的演化进行建模。

赫布没有这些。1949年，脑科学家知道损害大脑的特定部分会破坏特定的能力，但是没有人敢于提出有关记忆或大脑—感知关系的任何详细理论。赫布跨越到未来，问了一些我们才刚刚开始讨论的问题。

事实证明，他可能跨越得太远了。10多年内，他的神经网络假说并未呈现在人们的聚光灯下，直到约1960年，它才被新兴的计算机理论领域采纳，提出了几种类似赫布的发明。其中一个特别有趣的例子是感知器，我们将在第10章中详细讨论。但是到那时，赫布于1949年出版的有关细胞集群的书已经是旧闻了，赫布并没有用计算机科学那套准数学的方法来表达自己的观点。

利用赫布的理论还存在许多实质性障碍。首先，很难想象理解细胞集群后的下一步，然后呢？感知到底是怎么做到的？细胞集群如何与其他细胞集群相链接起来以创建概念和动作？复杂的感知（例如面部表情）如何组合在一起？赫布认为从简单的感知到更大的观念是一个连续谱，中间没有断层或跨越，这正确吗？是否存在表征思想的细胞集群，而不仅仅表征物体？正如我已经说过的，坐在你的办公桌旁试图仅通过思考就可以理解大脑是艰苦的工作。（这比将任务分解成小块的实验室实验要困难得多。）而且，赫伯像大多数开拓者一样，会将自己的想法推进得尽可能远。他对细胞集群中的活动反馈有一个有趣的想法，但是它的影响不如赫布突触持久。赫布突触及该理论的扩展，是另一条路。

　　另一个大问题，同时也最终导致包括我在内的许多神经科学家转向更直接的生物学方法的问题是，我们没有任何可以处理分布式系统的实验工具。根据定义，分布式神经系统的发放遍布整个大脑。可是那个时候，即使一次只观察到一个大脑神经元也能让我们兴奋。我已经向你描述过这一过程有多艰辛了，你也知道我们每天只能对几个细胞做有价值的单细胞观测。从单细胞记录到观察神经网不是一条容易的路，从定义上说，神经网包括广泛分布在大脑表面的神经元。我决定与我的许多朋友一起离开认知神经科学领域，并以生物学家的身份再次接受培训，以致力于感知方面最基本的步骤。你已经听到了我们工作的结果；现在，我们对从眼睛到大脑的信息有了一个很好的理解。现在，让我们看看，神经网络是否可以帮助我们了解视觉处理的下一步发生了什么。

如今的每项发明都会迎来一声胜利的
欢呼，而这欢呼很快又转变为恐惧的
哀号。

——贝托特·布莱希特

第 10 章

机器学习、大脑与视觉机器

也许我之前过于小心了，现在让我勇敢地声明一下，我和大多数科学家都觉得大脑就是一台计算机。早些年，这只是一个比喻，20世纪80年代的计算机几乎无法为你记账，它的价格甚至会让你加速破产。但很快，一如摩尔定律的预测，计算机的能力以每18个月翻一番的速度增长。当今的计算机以其强大的功能和速度让你叹为观止。计算机不仅更好更快，也更便宜了。虽然美国国家安全局、谷歌和中央情报局的计算机肯定比你我所能买到的更大、更快，但是我们可以购买到足够快的计算机以节省脑力——或至少省下一小块大脑。由此，科学家可以开始复制大脑，或者至少可以制造出胜任大脑某些工作的计算机，而模拟的结果也能暗示那些"湿漉漉的"真正的大脑要遵循怎样的规则。

这是一项了不起的发展，也是有趣的倒置。早期那些运行缓慢的老式计算机，人类为了尽最大努力将其发展成为人工智能，肯定受到了大脑的启发。如今计算机变得越来越好，人类也学会了越来越多更好的方法来教它们，以至于在某些任务上，它们甚至已经超过了大脑。现如今，神经科学家能回过头来从计算机那里学习大量有关大脑的知识，反之亦然。这是一条很棒的双向道——研究者交叉协作来理解感知。在本书的最后，我们将看到大脑某种程度上仍在启发计算机的设计；实际上，大脑为 AI（人工智能）的下一个大问题指明了道路，即无监督学习。现在，让我们回到基础部分，我将首先向你介绍一些智能计算机，然后我们将介绍从中学到的有关大脑的知识。

20 年前，我在一场鸡尾酒聚会上遇到了一个为航天公司工作的计算机视觉工程师，他们公司设计的系统能为智能导弹导航。我问他："你在设计中用过神经网络原理吗？"

他露出明显的轻蔑。"看，"他说，"我的工作是制造一个可以从树林中检测到坦克的系统。如果我的机器无法识别坦克，我就拿不到报酬。关于神经元的那些胡言乱语对我毫无用处，我必须说出机器的工作原理，就这样。"

这种思维方式持续至今。即使如今神经网已被用于操纵汽车等任务——设计师甚至无法说出自己的发明是如何做到的——还是有人会那么想。工程师具有卓越的实践能力，他们希望看到每一个步骤的细节。也许将来，能思考的计算机会帮助他们做到这一点。（毕竟，计算机只是一台由普通原子组成的机器，原则上你总是可以知道它处于什么状态。因此，我认为人们最终会弄清楚神经网络的工作原理。）但是现在，像大脑一样的智能计算机也可以完成一些任务，而我们却无法准确地说出它们是如何完成那些任务的。

会学习的计算机

我们已经看到，猴子脑中的脸部识别区只有通过经验才能发育出来：猴子必须看过面孔，才能产生选择性对脸部反应的神经元。这是怎么发生的？重复看到的脸如何转换成从视网膜到LGN、V1，再到颞叶的神经元的实际连接？我们只有断面的观察和猜想。我们确实在一个方面有牢固的生物学基础：长时程增强作用可以通过实践增强突触。不过在另一个角度，我们还有一个可以理解的实例，因为我们亲手创建了它——计算机视觉。

视觉计算机的始祖是感知器。因为感知器是许多机器学习的基本原理，所以我们有必要在这里介绍一下它们。

感知器是在20世纪50年代末发明的，其中，一组感知元件分别探测对象的一个单一、简单特征，然后提供给中枢做一个机械的决策。感知器早期版本的发明者奥利弗·塞尔弗里奇（Oliver Selfridge）给这些元件起了个诨名"恶魔"，整个感知器也被他称为"泛魔"架构。每个"恶魔"负责一个简单特征，并同时把各自获知的一小部分信息"呐喊"出来。这些信息分为三类：要么什么都没有，要么小声说"我看到了一点点"，要么大叫"我看到很多"，这就是这些"恶魔"能做的全部。

如果你教它的话，感知器的决策就可以变得更聪明。假设它正在学习识别房屋，我们给它展示一所房子的图片，此时所有的"恶魔"都喊着它们看到的信息。当感知器被告知"那是一座房子"时，它会审查每个"恶魔"给出的输入。如果一个"恶魔"（我们假设它识别的是线条）提供了"很多"的输出（因为它看到了很多线条，房子的图片里包含很多线条），那么感知器将给那个"恶魔"的意见更多权重。识别线条的"恶魔"本身无法识别房屋，但是它可以检测到的东西（直线）与房屋图像相关。还有些"恶魔"关注与房屋无关的特征，感知器会调低它们的意见权重，更少地关注它们的意见。

下图展示了感知器的基本结构。在机器学习术语中，感知器是一种用于二元分类的有监督学习算法。

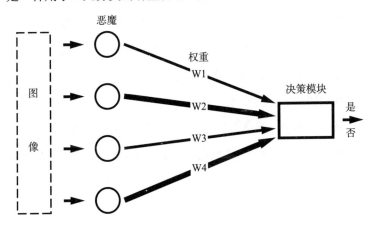

这意味着感知器可以做出决策"这是贝斯"或"这不是贝斯"之类的判断。尽管这听起来很有限，但你可以想象，并行运行许多感知器会是什么样，这让我们在对象识别的道路上更进了一步。

我们把数字格式的图像呈现给这列"恶魔"，每个"恶魔"都对某一个特征敏感，它们探测这个特征的有无，再汇报给决策判断模块。决策模块收集所有"恶魔"的输出。然后，一个监督器（老师）告诉感知器那张图片到底是不是贝斯。随后，感知器通过反向传播（backpropagation）过程来调整各个"恶魔"向决策模块发出的连接权重：提供了有利于识别贝斯的信息的"恶魔"的可信度得到了提高。上页图中箭头的粗细代表"恶魔"的可信度。（这类似于大脑中突触的强度。）下次"贝斯"感知器看到图像时，该特定恶魔给决策者的输出将被加权：它对决策者的影响力将变大。你会重复很多次，使用许多不同的贝斯图像。经过一轮又一轮，迭代使得感知器变得更加准确。事实证明，即使是这种简单的单层感知器，也可以学习一些简单的东西……当你堆叠起一层又一层的感知器后，就可以识别人脸、驾驶汽车，或者为我们制造下一个惊喜。

现在来看一个具体的例子。下一页图显示的感知器多了两个"恶魔"（特征探测器）。我们输入一个字母A，所有特征检测器同时看到了它。

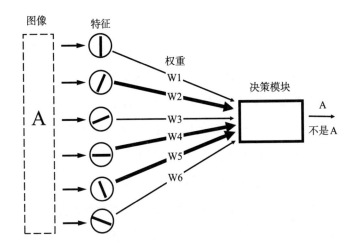

　　每个探测器都探测一个单一特征。例如本例中线条的角度。当我们把字母 A 呈现在感知器面前时，探测器会对图上演示的特征做出响应：一个对从右向左偏斜线条敏感的"恶魔"会响应，另一个"恶魔"则对从左向右偏斜的线条敏感，它们各自表征了 A 的两条斜线，另外，对水平线敏感的探测器也对字母的横线做出反应。监督器告诉决策器"这就是 A"，相应地，探测 A 的感知器会增强这些探测器的权重。

　　注意，在示意图中，三条对应这些探测器的线条被加粗了——W2、W4 和 W5，这意味着它们的权重更大。下一次感知器看到字母时，它会更注意这些探测斜线和横线的"恶魔"。

　　现在，让我们假设我们给这个探测 A 的感知器看字母 B。这时，对竖线和横线敏感的"恶魔"都会响应，但感知器只会倾听来自探测横线的"恶魔"的意见，所以决策器收到了较少的输入，它于是判断"这不是A"。

有个例子可以说明大脑的感知原理（以及机器的感知原理），想象一下如果我们改变输入字母的字号大小时会发生什么。我们再次向感知器显示字母A，但这一次字号较小。你应该记得，基于模板的分类器无法通过该测试，因为小A与原始模板不匹配。不过我们的感知器就可不会被愚弄，因为它有一个基本假设：无论字母有多大，它在视野中的哪个位置，检测器都能分辨出输入图像中一根线条的倾斜度。在那种情况下，对角斜线将仍旧是对角斜线，因此特征检测器仍会找到定义字母A的三个特征（两条对角线和一条水平线）。

我之所以举这个例子，是因为刚才提到的关键假设是视觉皮质"复杂"细胞的功能。像感知器一样，无论在感受野内的何处出现，视觉皮质的复杂细胞也都对拥有某个倾斜度的线条敏感。这表明V1的复杂细胞（它们是相当简单的预处理特征检测器，还出现在视觉处理的相对早期）如何开始建立感知能力。人工智能领域的巨擘之一杨立昆（Yann LeCun）明确提到，复杂细胞启发了他的思考。

更大更好的神经网络

感知器很有意思，但不巧的是，随后这种类型的人工智能栽了个跟头，直到四分之一世纪后才爬出来。这个空白阶段被称为

"AI寒冬"，大约从1965年持续到1985年。在AI寒冬期，人们几乎放弃了像感知器那样会学习的机器。我们现在知道这是一个错误，因为类似原理的AI几乎可以和人类比肩。为什么它那时被束之高阁了呢？

第一，AI基本上是一个基于经验的提议，没有太多理论基础（也就是说它的基础不能用纯数学表述）。这不是一件好事，因为那时候大多数计算机科学家都是数学家出身，他们认为不能用数学描述的东西不太好。事实上，当时一位计算机科学的领军人物①写了一份数学证明，论证说那种简单的神经网络不能学到任何更重要的东西。

他错了。不过，我们没有用数学理论证明他错了，而是通过蛮力尝试来的经验，通过制造出确实有效的神经网络进行计算来证明他错了。

机器学习受到轻视的第二个原因来自实际困难：按照当今标准，当时的计算机速度非常慢，而且对于大多数科学家而言，他们很难付出那么多时间。这意味着数学理论必须发挥重要作用，因为其他工具很少。随着计算机科学的发展，高速计算机由此普及，经验主义的黑客精神悄然兴起。用于证明的工具不再仅限于

---

① 马文·明斯基（Marvin Minsky）与另一位人工智能先驱西莫·佩帕特（Seymour Papert）在1969年出版了《感知器》一书，证明了感知器的一些局限，例如不能进行异或（XOR）运算等。然而，他们对于感知器的定义过于狭隘，事实证明更广义的神经网络能突破这些局限。——译者注

数学，我们也可以用实际结果来验证。如果神经网络有用，它就是有用。理论尽管依旧重要，但如今只能跟着实际走。

如今，大型、高速的计算机和庞大的培训数据库已在感知器的基本原理上得到了极大的扩展。下图是现代神经网络的典型模样。图片的输入层流向一列7个感知器。这7个感知器连接到第二列感知器，依此类推。实际上，我们今天所理解的神经网络就是一堆串联的感知器。

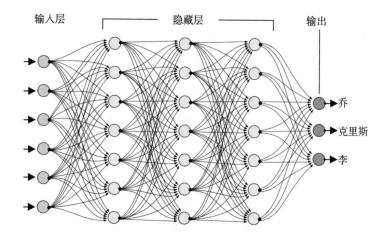

把这些人工智能称为神经网络是对大脑的致意。科学家有时说里面的连接是"随机"的，但我们知道无论是在机器中还是在实际的大脑中，连接都不是完全随机的。我们只是还不知道主导它们的规律。但我们确实知道，计算机化的神经网络通过在学习过程中增强其连接（突触）而获得智能，我们也知道，动物的神经连接也可以因在一起重复出现的输入而逐渐增强。而且我们知道大脑包含许多层神经元。

反向传播赋予了机器学习强大的功能。我们在感知器上看到过简单的例子。在现代的神经网络中，教师的输入（"这是A"）必须向后传播，穿过每个隐藏层，并不断修改连接权重，从输出层开始，到输入层为止。一个神经网络可能有数十到数百个隐藏层。（它们被称为隐藏层是因为它们不像输入和输出层那样与外界直接通信。）神经生物学家当前的任务是找出大脑是如何做反向传播的——假设它确实能做到的话。

我希望我在机器学习行业的朋友们能原谅我，因为现代AI的功能远比我在这里展示的要多得多。举一个非常简单的例子，你不能无限制地加强突触权重：系统迟早会碰到一个边界，在该边界之上，突触权重不能再增强。（一种解决方案是对连接进行负面调整，即抑制性的"反赫布"突触。）

但是，神经网络可以接受任何计算机能理解的输入。它们可以接受图片（二维像素矩阵）、立体图（三维像素构成的矩阵，这些三维像素被称为体素）或压力波（声音）串（如果它们已正确数字化）。你可以给它们输入社交媒体上的脑残聊天，甚至用这些数据来检测新发流感——在这个令人惊讶的案例里，给神经网络输入的内容是各个城镇的脸书主页上的那些不合语法的闲聊，"老师"则是美国疾病控制中心（CDC）发布的流行病实例报告。事实证明，经过训练的神经网络可以在CDC报告之前就识别出一个城镇爆发了流感疫情。我猜想这是因为从脸书聊天的数以百万计的字母中，它看到和健康相关的帖子越来越多，其中包括使用"生病"、"休假"和"讨厌"等特定词语的帖子。这些相关性没有什么神奇之处。原则上，如果一个人类成员时刻监视这些无聊对话的话，他也可以发现。但是感谢上帝，有计算机可以帮助我们，否则对于人类来说，有太多太多的对话要监视了。

就像大脑一样，神经网络可以容忍神经元的丢失。如果你的计算机神经网络连接数不胜数，那么损失一小部分连接对性能的影响可能很小。每个连接仅包含该神经网络拥有的总"知识"的一小部分。可以肯定的是，某处功能会有所损失，但是机器肯定会继续工作。这正是彭菲尔德医生在人脑上观察到的结果：即使大脑大部分遭受实质性损害，其功能也只会略为减弱。

最后，与直觉相反，你不必知道多层神经网络的每个隐藏层中的内容。据我所知，没有人确切知道苹果的软件Siri如何使我口中说出的单词与iPhone手机屏幕上出现的字符联系起来。原则上，你可以去探索并理解它：知识肯定体现在神经网络突触的权重集合中。但是，一个网络有无数的连接，而仅仅追踪一个单独的连接（计算机对口语"狗"的音素的表征）并不太有意义。如果机器在正常运行，那就让它正常运行好了。

特里·塞伊诺夫斯基和会说话的神经网络

在 AI 寒冬时期,有一小撮倔强的科学家,以多伦多大学的杰弗里·欣顿(Geoffrey Hinton)为首,他们始终坚持不懈地探索着神经网络。其中有一位名叫特仑斯·塞伊诺夫斯基(Terrence Sejnowski,昵称特里),当时他在约翰斯·霍普金斯大学任教。据特里说,他很幸运,没有读过那本证明神经网络一无是处的书。他只是踏踏实实地造出了一个神经网络。[1]

特里是一个与众不同的杰出人物。他在著名的普林斯顿大学物理系开始了自己的职业生涯。在那里,他发表了一系列探讨大脑神经元行为的数学理论。然后,他跟着哈佛大学的斯蒂芬·库夫勒进行了博士后研究。

对于特里来说,这是一个职业上的转变。库夫勒是一位硬核实验家,对神经系统的细节了如指掌,但是对理论的建树并不多。于是,他敏锐地从一大批博士后申请者中选出了塞伊诺夫斯基。

也许库夫勒从特里身上看到了自己也有的简约感。如果你不太了解塞伊诺夫斯基,你也许会简单地把他归类为一个极客。他对科学充满热爱,似乎从早到晚都在工作。他对一切事物都感兴趣,总是在思考,寻找新的方向、隐藏的漏洞和潜在的创新点。他的思想从不随波逐流。

作为一个人,他也不会随大溜。最引人注目的例子是他偏爱白衬衫、深色西服和黑色鞋子。大多数科学家认为这种风格是个人主义的——科学家大多穿勃肯（Birkenstock）凉鞋、牛仔裤、毛衣和T恤，驾驶小型汽车，男性科学家往往留着胡须。各个地方的科学家有自己的"风俗"习惯。而在哈佛大学神经生物学系，一个身穿深蓝色西服的博士后显然不是一个入乡随俗的人。有一次，我喊他去玩帆船，他居然穿着羊毛休闲裤和黑色皮鞋出现。

　　特里在社交互动中表现出了惊人的不拘一格：他似乎会把脑海中蹦出的任何东西说出来，这偶尔会显得有些失礼，但他一点儿都不会感到尴尬。他还会发出那种很远都能听到的大笑。哈佛大学神经生物学系的小圈子不知道该如何评价特里。他和库夫勒发表了一篇有趣的论文，探讨简单神经系统模型中的突触传递，不过现在这篇文章已经被人们遗忘了。哈佛神经生物学系的文化是经验主义的，这里不是特里这位理论学家的家，他只能被看作这里的一个有趣特例。

　　后来，特里去了约翰斯·霍普金斯大学任教，在那他遇到了杰弗里·欣顿，后者与戴维·鲁梅尔哈特（David Rumelhart）等人一起发明了反向传播方法——每个隐藏层"向后"传播突触权重的调整，让神经网络得以学习。我们刚刚已经看到了，反向传播的发明对神经网络技术的发展至关重要。特里抓住了这个工具并付诸了实践。

　　从我作为细胞神经生物学家的角度来看，特里在20世纪80年代初期一直默默无闻，约1985年我访问他的实验室时，忽然就被震惊了。他向我展示了一个自己学会说话的神经网络。

他把字母一个一个输入神经网络。例如，研究人员问神经网络，"cat"的c怎么发音。

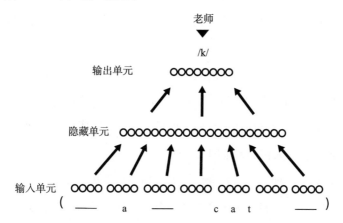

为什么这个任务值得书写呢？由于英语发音异常没规律（任何英语的非母语学习者都会痛苦地证明这一点）。例如，我们假设有一个规则，即单词的末尾有e时，元音发长音，如"gave"和"brave"。然而，看起来很相似的a在"have"中听起来很不一样。这违反了规则。为什么不像在"cow"一词中那样在"mow"中发"o"的音呢？以英语为母语的人不会注意到它，因为这些人已经长大了，但是计算机却注意到了。语言学家为这种违规行为绞尽脑汁。他们编译了很长的规则，还得增补例外清单和例外的例外的清单。

幸运的是，他们还创建了发音词典。它包含两万个英语单词及其标准发音。特里·塞伊诺夫斯基和查尔斯·罗森伯格（Charles Rosenberg）将这本词典用作他们神经网络的"老师"。

老师从词典中提取了所有英语音素的发音。如果神经网络正确地猜出了"cat"中字母c的发音，那词典会告诉网络它是正确的。在神经网络中，该特定语音输出与"cat"中的c之间的联系得到了加强。

为了让旁观者体会它的效果，他们（巧妙地）将计算机输出的音标输入到一个"发声器"程序，将音标转换为语音。最后一步并没有为科学增加任何东西，但是它可以让人听到神经网络的学习成果，令人信服地证明其功能。

正如你所期望的，在训练之前，神经网络甚至没法输出一个字眼——输出的只是无关音素的混合。但是，经过几轮教学，它开始以非常类似于婴儿学语的方式发出"ga、ba、ta"的声音。再经过几轮教学，神经网络开始发出一些真实的单词，并混有各种发音错误的单词。最后，它几乎能说出任何英语文本，不仅是学过的文本，还包括没见过的文本。它能做到这一点，却无须学习任何英语发音规则。它只是学习了很多例子。

有趣的是，对隐藏层的解构表明，网络知道给某些单词分组。即使在网络的结构内找不到数百种语音规则，好像网络也已经学会了以英语为母语的人说英语的方式。虽然只有专家才能说出英语发音规则（我当然不能），但大部分以英语为母语的人可以轻松、连贯地大声朗读英语。在学习说英语的过程中，塞伊诺夫斯基的神经网络表现出了人类大脑的行为。

所有这些都是使用20世纪80年代初的计算机完成的——按

照如今的标准，这是一件令人沮丧和缓慢的事情。如今，计算机的速度提高了数万倍，现在可以构建的神经网络具有数百甚至数千层。网络有很多改进，但是其根本原理与罗森伯格、塞伊诺夫斯基、欣顿和赫布使用的原理相同。

会说话的神经网对我和其他人一样具有吸引力。塞伊诺夫斯基迅速成为众人瞩目的焦点，此后一直保持至今。他在美国国家电视台接受了采访。反向传播成为完善神经网络连接的默认方法。不久后，特里从约翰斯·霍普金斯大学搬到了南加州海岸美丽的索尔克研究所，此后就一直待在那里。

塞伊诺夫斯基仍然穿着深色西服。他的车是一辆大型的黑色德国豪华轿车。在他71岁那年，他仍保留着他那独特的大笑风格。尽管他拥有了许多荣誉，也适应了各种形式的礼节，但他仍然流露出一种超级天才的活力和率性。他不怕谈论自己工作取得的成功，虽然有些人对此表示嫉妒，但他本质上是一个谦虚而不装腔作势的人，一个对科学本身充满兴趣的人。虽然他在职业上有那么多值得被人嫉妒的地方，但我不认识任何一个不喜欢特里·塞伊诺夫斯基的人。

可视计算机

你可能听说过可视计算机。它们可以驾驶自动驾驶汽车，它们可以识别人脸，危言耸听的科幻爱好者甚至会说，当你进入梅西百货商店时，照相机会拍摄你的脸，然后计算机会识别你的身份，并迅速查找你的购买偏好，然后，梅西百货会以某种方式引导你购买你不想要的商品。

我在这里告诉你，不用担心……暂时不用。再怎么说，要搜索你的购买偏好，计算机得先搞定 CAPTCHA 验证码系统[2]。事实上，CAPTCHA 验证码涉及的视觉问题一类普通计算机还难以攻克。（美国国家安全局的计算机肯定能解决大多数验证码问题，但普通的业余机器人程序还是没法随随便便爬进任何网站。）

可视计算机功能非凡，并且以闪电般的速度不断地更新着功能。为了说明这一点，我将向你介绍几种面部识别的不同方法，这是我在本书开始时引入的问题，是视觉神经科学家的"珠穆朗玛峰"。

事实证明，现在最好的面部识别计算机确实非常出色。它们几乎和人类一样好，尽管它比人类的大脑大、能源效率更低。我将阐释两种完全不一样的方法。第一种方法是基于规则的，这意味着计算机将严格遵循一系列指定的步骤分析，这种方法是大多数人能最先想到的，例如我在本章开头提到的那位意见很强的航空工程师一定更喜欢这种方法。简而言之，我们将基于规则的方法称为"笨方法"，尽管这类方法的各种变种看上去一点儿都不笨。

第二种方法使用机器学习，它更类似于大脑。目前看来，这才是属于未来的方法，也是让珍惜隐私者感到恐惧的方法。我们将 AI 版本称为"聪明"方法，我将重点介绍它们，主要是因为它们类似于神经元所做的事情，而且我认为神经元很聪明。目前，AI 版本主导了人脸识别领域。

人脸识别算法的任务包括以下几个步骤：首先要识别人脸的存在，然后说出这张脸属于谁。第一项任务仅仅是面部检测，而不是面部识别。智能方法和笨方法都要解决同一个起始问题：给定一个包含各种物品的视觉场景（例如梅西百货的男装部门），它们需要查看是否存在任何面孔并将其分割出来以便进一步分析。

但是即使在寻找面孔之前，我们的计算机也需要使测试图像（对自己）尽可能清晰。这些步骤在算法开始尝试识别任何面孔之前发生，统称为预处理。[3] 熟悉 Adobe Photoshop 软件的人可以说出许多种把图像变清晰的方法。我举两个例子。首先，大多数自然场景的照明不是均匀的：户外的阳光会产生阴影，梅西百货会用聚光灯打光突出新推出的运动夹克。由于我们已经谈到的原因，我们不会注意到这些亮度的变化，但是数码相机（例如我们的手机或计算机）可以看到这些不均匀。这是一个问题，因为对于刻板的字面意思的计算机来说，用两种不同的方式照亮的同一物体看起来像是两种不同的东西。因此，图像的第一个预处理转换就是"拉平"其亮度。计算机将整个图像的亮度取平均值（有时会使用类似平均的度量），并调整亮度以使整个图像保持一致，就好像图像是由完全均匀的光源照亮的一样。其次，大多数算法都采用某种边缘增强。我们也反复提到了这一点；边缘是动作所在的位置，而算法会或多或少地将边缘锐化。

现在我们的计算机已经清理了图像，第二个任务是在图像中查找人脸。有几种方法可以做到这一点。一种有趣的方法是制作HOG图像，因为它与视觉皮质的某些神经硬件有些类似。

HOG代表"梯度直方图"（Histogram of Gradients）。梯度是指从明亮到黑暗变化的区域，即一侧的边缘较亮而另一侧的边缘较暗。换句话说，梯度不仅显示了边缘的存在，而且还显示出边缘是面向内还是面向外。计算机将测量图像中所有可能的梯度及其方向，然后将其全部映射。

这张变化后的图像如下所示。为了制作这张图片，程序将一张图片分成16×16像素的小方块。在每个方块中，程序计算每个方向（向上、向下、对角线等）上有多少梯度，然后把每个小方块上梯度最强的那个方向用一根线条来表示。

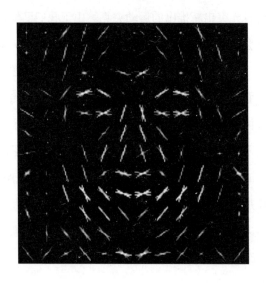

实际上，此图像是许多HOG图像的平均值，因此它是由许多面孔合成而成的一张平均脸。你可以使用此模板在人群中定位面孔。要做到这点，你先得在图片上为每一块合适大小的区域创建一个HOG图像，然后你把平均脸的HOG与这些HOG进行比较。大多数区域只会散布无意义的边缘，但有一些会与合成出的HOG吻合。当然，这不会告诉你这张脸是谁，只告诉你这里有一张脸，而且把这张脸置于一个标准坐标下，以便后续分类处理。你的算法从一堆杂乱的像素——人群中的一堆像素云——中精选出了一组可能是脸的像素阵列。

现在，我们已经清理了图像并在其中定位了面孔。一些其他的调整会将人脸转换成标准格式（例如，适当裁剪以排除周围的所有东西，就像你在某些科幻电影中看到的人脸周围的细盒子），我们准备尝试识别这张人脸是谁。

如果我去时代广场随机询问路人，面部识别计算机是如何识别的，大多数人可能会说："它应该有区分面部特征的规则。例如，它测量两眼之间的距离或额头的高度。它将未知面孔的测量结果与已知面孔的测量结果进行比较。"

这种基于固定规则的人脸识别机确实是存在的，例如由马修·图尔克（Matthew Turk）和亚历克斯·潘特兰（Alex Pentland）开发的所谓特征向量算法。但是如今，绝大多数面部识别软件都使用机器学习来代替固定规则算法。情况也许不会永远如此——10年之后再来读这本书的人可能会目睹基于规则的算法卷土重来。不过现在，我们将暂时专注于基于神经网络的人脸识别。

让我们玩一玩，看看如何使用机器学习进行人脸识别。这里我们用到的是计算机工具箱MATLAB提供的一种简单算法。这值得一看，因为很多感知器都以相同的方式运行。MATLAB人脸识别的第一步，即那些将人脸置入标准坐标的步骤，与上述基于规则的步骤相同。然后：

- 它会把预处理过的人像（变得正面朝你且均匀照亮）输入进一个多层神经网络。这些脸有很多很多，它们都被标记上了名字（如"迪克""简""比尔"等）。这是神经网络的训练步骤，对于你输进去的每张人像，你会告诉神经网络"这是比尔"或"这不是比尔"。

- 这张神经网络和我们的小小感知器一样用反向传播来调整每个连接。那些在训练器说"这就是比尔"时强烈活动的突触得到了增强。这个强大的系统与感知器的区别在于它使用了许多层层堆叠的感知器，也就是AI的隐藏层。反向传播的反馈会影响所有层，直到输入层为止。

- 现在，我们已经训练好了我们的神经网络，可以进行测试了：我们找一张比尔的照片放进去。如果这张照片和训练集中的照片足够相似，那判断器就会获得一个强有力的输入，因为这张照片到判断器之间的突触强度都被比尔的各种人像增强过了。

因为这个神经网很大，并且已经看到很多面孔，所以它已经非常聪明：它可以认出各种角度下拍摄的比尔，无论背景是明是暗，无论他穿白色衬衫还是红色 T 恤。在现实生活中，用于训练面部识别神经网的数据库非常庞大。过去人们有时会使用驾照照片来训练，其中包含数百万张有标记的人像。

令人着迷的是，我们并没有完全了解这个神经网是如何区分比尔的。肤色？脸高与脸宽之比？鼻子直还是歪？有无酒窝？痤疮疤痕？上述所有？这些东西与成千上万的连接都深藏在隐藏层中。

在第 11 章中，我们将探讨生物视觉系统与计算机的相似之处。我会说，从视网膜到面部识别的高级脑区，可塑的突触对于由神经元组成的视觉系统至关重要。但是，我现在要说的，以及将在第 13 章（剧透预警）中详细告诉你的是，MATLAB 的神经网络并不是人脑进行物体识别的原理。简而言之，与真正的大脑相比，它太愚蠢了。感知器必须有一位老师告诉它"这是比尔"或"这不是比尔"，这叫作有监督学习。我们之后会看到，大脑可以在没有老师指导的情况下学习。但是，堆叠的感知器体现了一个原理——由可修改的赫布连接组成的神经网络对两种学习都至关重要。

大部分科学思想本质上都是简单的。它们应该能被表述成所有人都能理解的东西。

——阿尔伯特·爱因斯坦

第 11 章

对视觉的最新认识

是时候把一切都串起来了。让我来回答我在本书开头提出的问题吧：父母是如何从拥挤的操场上认出自己的孩子的？回答这个问题是神经科学的一大挑战，即给出大脑识别物体的机制。我要描述的不是教科书给出的图景——固定的层层递进的视觉处理步骤。最近的研究表明，视觉几乎从头到尾都涉及可塑的动态机制，即通过神经网络学习规则进行调整。

　　我先给你看一个连接环路图（见下页）。它是由圣路易斯华盛顿大学的丹尼尔·福尔曼（Daniel Felleman）和戴维·凡·埃森（David Van Essen）绘制的灵长类动物视觉系统内各脑区相互联系的地图。矩形框代表各个脑区，线条代表它们之间的轴突路径。神经生物学家喜欢用这张图片来演示大脑有多么复杂。你可能会说我们只是没有弄清楚。但请记住，这张地图上仅显示了脑区之间的总体连接，还有许多细节的连接没有被标注出来。如果把它们全画上去，将需要数百万条线。以下页图的比例，整张地图都

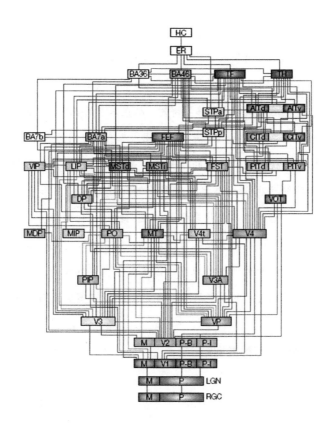

会被黑线填满。

我们从哪里开始？让我从最普适的基本原则开始，带你了解视觉系统工作的基本原理。可以肯定的是，实验人员最终将不得不深入到各个方面。许多细节尚不清楚，并且对于高级视觉区，我们只能用非常粗略的笔触描述。不过，从系统设计的全局概念入手会有所帮助。这些基本原则是：

1. 视觉系统并不会中性、无偏地记录所有输入，在每一层，它们都会将输入扭曲，以符合自然环境的规则性。

2. 在一些情况下，这些规则性是由基因编码的，但在更多情况下，这是由神经网络习得的。从最基本的规则性，如对边缘和线条的敏感，到复杂如面孔，都有神经网络学习的成分。

3. 大脑视觉区域之间的主要连接是通过分子诱导而得的，这些分子也是大自然用来引导幼体发育出肝脏和手掌的机制。它们基本上就是帮助神经元找路的化学信号。它们诱导轴突连接到大脑的目标区域，然后帮助它们形成一张视觉世界的大致拓扑地图。但是对于特定物体的感知——物体识别背后的神经连接，却是由神经可塑性规则创造的。

视觉大脑是一张神经网络

我已经给你介绍过基本的实验观察结果，我们再回顾一下：

1. 视网膜对图像进行预处理，把它分解成许多相互独立的表征。

2. 视网膜会投射到LGN，后者将会锐化感受野，并掌控着流向大脑皮质的信息闸门。

3. 初级视觉皮质V1会对感受野进行转换，大多数V1神经元对有朝向的线条反应最强。

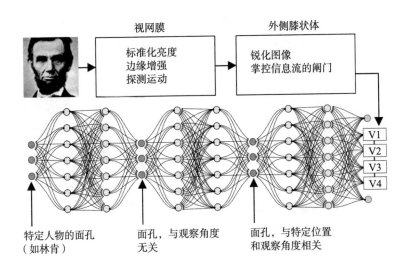

4. 在V1和V2中，有些细胞被称为"复杂细胞"。复杂细胞也对边缘的朝向有反应，但是边缘可以不局限于一小块感受野内，可以是在视野一大片区域内的任何位置。这代表着一步抽象化，它们对特征的分析将独立于特征的原始位置，不再局限于完全反映视觉输入。

5. 接下来的皮质区域——V3和V4——包含的神经元的偏好更多样化。举个例子，有些对颜色敏感，有些对运动敏感，还有些对距离敏感。它们会投射到颞叶的视觉区域。

6. 颞叶下部的皮质区域是一群混合的神经元斑块，这些斑块各自对不同的事物敏感。有些斑块专门从事识别面孔。

7. 从颞叶的后部到前部，细胞越来越具有位置不变性，也就是说，它们对人脸的识别独立于其在空间中的精确位置或方向。

8. 继续向前，在更高的脑区，如靠中线的颞叶和更高的皮质区，细胞只对特定人或物的图像敏感，而无关它在视野中的位置或视角。

科学家曾经认为，这些步骤大多是固定的，但是如你所见，现在有证据表明可塑性发挥了更大的作用。在本章接下来的部分中，我将再次引导你从视网膜到更高的皮质参观一遍视觉系统，这次我们将着重于其连接的网状特征以及可塑性。你会发现人类视觉与计算机视觉的相似之处。

视网膜

计算机视觉通常包括一个被称为预处理或图像归一化的步骤，它将杂乱的自然图像转化为更简单、更易于处理的东西。这也是你的视网膜对图像进行的第一步处理：它检测光，并将光敏细胞（视杆和视锥光感受器）的初始输出转换成视觉系统其余部分可以处理的东西。首先，视网膜必须把地球上自然存在的巨大光强变化范围归一化。这个范围比我们通常意识到的要大得多。如果视杆细胞和视锥细胞的输出在大脑处理之前没有通过视网膜归一化，那么从黑暗的午夜到炽烈的白天，视杆细胞和视锥细胞的输出大小将相差 1 000 亿倍。单个神经元、大脑甚至计算机都无法处理数值范围如此大的输入。

视网膜会压缩该范围，因此在任何给定的环境照明下，其输出的最大强度也只有最小强度的10倍左右。它非常聪明地把这个狭窄的范围集中在当时环境的平均亮度上。[1]当我们突然从一个非常黑暗的房间走到一个明亮的地方，我们就会意识到这一过程，反之亦然。我们会眼花缭乱或陷入黑暗，直到视网膜重新为新的亮度范围组织起来。视网膜要做的第二件事是进行边缘检测（并在边缘处进行对比度增强）和运动检测，就像我们在第4章中看到的那样。

这些早期图像处理步骤的意义是什么？在计算机中，几乎所有机器视觉算法都采用了一些已定义的步骤，其目的是减轻后续处理步骤（无论是基于规则的分析还是神经网络）的计算压力。长期以来，大自然已经了解到，移动的事物很重要。视网膜在其运动敏感的视网膜神经节细胞中体现了这种知识。

外侧膝状体

在你临近出生前，视网膜神经节细胞的轴突已经到达LGN中的目标神经元。但是，它们的连接并不精确：视网膜神经节细胞的每个末端都分成许多小树枝，这些小树枝广泛散布以靶向LGN的单个神经元。如果这种情况继续下去，我们的视线会因这些重叠的通路而模糊。但出生后，因为突触的可塑性，神经元可以改善视网膜轴突的靶向，使其更精确。

它的简要工作方式如下：预先编程好的信号分子将视网膜轴突引导至LGN的附近，并在此处形成粗略的拓扑地形图。随后，因为同时激发它们的突触后LGN神经元，来自同一只眼睛的轴突输入连接得到增强。渐渐地，向LGN的靶向得到改善，轴突不再广泛形成连接，而是根据眼睛精确组织，一团LGN神经元响应右眼的输入，而另一组响应左眼的输入。斯特赖克和沙茨的实验证明了这是一个里程碑，因为它们涉及的事件可以用精确的可再现实验进行验证。

初级视觉皮质

从这里开始，你可以将视觉系统的各个阶段视为神经网络中的各个层。让我回顾一下对象识别的各个阶段，并根据我们现在所理解的机器学习规则，来指出大脑如何进行每个阶段的处理。

LGN细胞的轴突投射到初级视觉皮质。在那里，出现了对特定朝向的边缘敏感的神经元。皮质用没有方位选择性的LGN感受野构建出了简单的方位选择性感受野。

想象一下，我们正在绘制V1中神经元对非常小的光点的响应。我们得到了感受野的图，如下图左图所示。但是，神经元对单个小光斑的反应很弱，它真正喜欢的是沿着那排标着加号的区域（兴奋区）的光条或边缘。[2]几个整齐排列LGN细胞的输入会聚在皮质神经元上，使得LGN神经元在视网膜上的感受野成行排列。

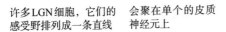

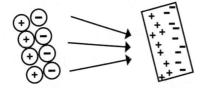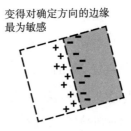

LGN细胞的感受野是左侧的圆圈。LGN的轴突会聚在视觉皮质的单个神经元上。其中一些是兴奋性的（开细胞，显示为加号），有些是抑制性的（关细胞，显示为减号）。如果视网膜被合适角度的边缘刺激（绘制于最右），则所有兴奋性输入均被激活，而抑制性输入均未被激活。

皮质神经元具有一个细长的感受野，如你所见，有一个兴奋性区域，旁边是一个抑制性区域。该电池的最佳刺激如右图所示：暗区与亮区邻接。这正是我们所指的定向边缘。只有边缘的角度合适时，在边缘的较亮一侧的四个LGN神经元的输入才能相加。

线条和边缘很重要，因为它们是自然场景中占主导地位的信息承载部分。这是因为我们的世界是由物体组成的，而它们的边缘勾勒出它们的边界，将物体与环境分开。边缘通常是笔直的，例如树木的树干。有时它们会稍微弯曲，例如一块石头的边缘。但是，曲线只是一条小直线的集合。因此，边缘是视觉系统在连线时所接受的输入的很大一部分。

经过暴露于自然世界的训练后的神经网络是如何将由圆形

的、无方位选择性的感受野组成的输入转换为对线敏感的神经元
的，也就是说，它是如何生成视觉皮质的"简单细胞"的，是
很容易发现的。想象一组LGN细胞会聚在V1神经元上。当一排
LGN细胞被边缘刺激时，这些细胞会一起发放从而让它们突触后
的皮质神经元发放。共同发放的神经元携手相连，因此，这4个
LGN细胞在皮质细胞上的突触得到了增强，而在该皮质细胞上的
其他突触则相对减弱。

　　实际上，这是很久以前通过训练一个简单的计算机神经网络
进行测试的，我们仅仅给该网络展示了许多自然世界的图像（这
就是无监督学习的例子），其输出层表明神经网络已经学会了识
别直线。也就是说，在训练结束时，计算机网络包含了许多它自
己的简单细胞。

　　请记住，真正随机的图像看起来像电视雪花，而视觉世界远
非随机，处处充满边缘。因此几乎任何视觉系统，无论自然的还
是人工的，都会在早期阶段进行边缘检测。

皮质脑区V2：复杂细胞

　　你应该记得，像简单细胞一样，复杂细胞也是具有方向选择
性的，但是它具有更大的感受野，而且它不太关心边缘的具体位
置。它执行了一项概括：可以说它检测到特定方向的"边缘性"，
但不关心视网膜上的哪些特定像素受到了刺激。

人们认为复杂细胞的创建方式与简单细胞相同，都是通过早期神经元输入的会聚。简单细胞是 LGN 神经元的会聚，而复杂细胞是简单细胞输入的会聚。每个简单细胞都对特定位置的边缘敏感。如果许多具有稍微不同的感受野位置的简单细胞会聚，那一个复杂细胞就会对同样朝向的边缘做出响应，但是边缘可以散布在更宽的空间上。

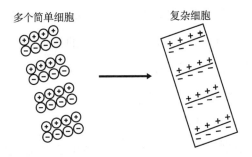

皮质区域 V2 包含许多此类细胞。它们也存在于 V1 中。我在这里将它们区分开，是为了强调休伯尔和维泽尔所提出的理论，即复杂细胞是由简单细胞的输入自下而上会聚而形成的。这明确启发了现代的机器学习。

皮质区 V3 和 V4

因为在 V1、V2、V3 和 V4 之间存在大量的来回连接，所以这些脑区之间似乎没有严格的信息处理的先后关系，也就不好想象任何一个用早期神经元构建后期神经元感受野的机制。它们更像是一张网。

从V3和V4区域的神经元记录来看，细胞对视觉输入的多种特征具有响应，曲率是其中被研究得很多的一项。最初，休伯尔和维泽尔将其描述为"断点"细胞。这些细胞有点儿像复杂细胞——实际上，他们认为它们是由复杂细胞构建的，但具有附加功能：它们不仅喜欢边缘，而且喜欢某些固定长度的边缘。随后的研究人员指出，这也可以看作细胞对曲率敏感。但是，在V3和V4区域中还有许多其他选择性。V4中的某些细胞可以区分颜色。V2中的某些细胞甚至对拐角敏感。因此，先贤们还不能对这些细胞的作用做出简洁的描述。

类似于计算机神经网络，可能是V1、V2、V3和V4是神经网络的中间级别"隐藏层"。这可能是付出了巨大的努力却还是难以给这些神经元分类的原因。如你在第10章中所见，隐藏层将数个神经网络串联在一起，从而大大增强了它们的功能。之所以将它们"隐藏"，是因为它们不直接与外界对话，而仅与下一层对话。即使在我们自己构建的计算机智能中，解释隐藏层的作用也总是不容易的。而且没有理由说隐藏层中的每个神经元都必须做同样的事情。我们确实认为V3和V4中的单元比V1和V2中的单元在特征检测方面更为复杂。一种理解是，它们只是隐藏层，反映了介于在V1和V2检测到的特征与在颞叶检测到的特征之间的复杂性。

颞叶

一条不太严格的规律是，颞叶的图像处理似乎是沿着从后到前的层次进行的，在靠近后方、靠近V1附近的脑区检测的是较为简单的特征，而在靠近颞叶前部的位置检测的是更复杂的事物。这是一种简化（还记得前面的那张解剖"回路图"吗？我们还没有考虑其中包含的许多反馈回路），但可以帮助我们理解图像处理。

颞叶至少有6个面部斑块，通过轴突连接在一起。它们的专业术语具体基于颞叶的解剖位置而定，但这些标签很难被非解剖学家记住（甚至专家的意见也不统一），因此，我将其统一在一起讨论。我将暂时只用颞下叶的后部、中央和前部这些词来泛泛地说明解剖方位。

我遵从最新的思潮，把分布在颞叶上的6个面部斑块视为神经网络的隐藏层，它们从属于一张专门用来识别特定视觉物体的网络。这里的关键是隐藏层并不具有由遗传预先决定的功能，正如列文斯通和她同事的实验里，在猴子看到面孔之前，它们的面部斑块会识别手而不是脸。颞叶的这些斑块在某种程度上是通用物体识别器。

如果面部识别机器可以作为我们理解大脑的指导，那位于颞叶后部和中央的隐藏层检测的就是越来越复杂的面部特征集合。颞叶后部接受V1至V4的输入来识别脸部、鼻子、下巴、发际线，尤其是眼睛。你也许可以凭借直觉想象前面各层的复杂选择性（对曲率、拐角等特征的选择性）如何允许颞叶神经元定义面部的一部分，不过，我们还是不知道这个过程具体的实现机制，就像我们不完全清楚隐藏层的计算一样。

颞叶后部和中央的面部斑块似乎可以将面部特征组合成简单的面部表征——如果你愿意，可以称之为"原型面部"。从早期隐藏层继承的特征组合形成了原型面部。曹和她同事的研究表明，这些特征是相对简单的特征，例如脸部的长宽比、两眼之间的距离等。面部的像素不会随机出现。代表鼻孔的两个黑洞成对出现的机会多于偶然，它们也更有可能出现在代表嘴巴的像素块上方。定义脸的各个元素将被链接在一起——你可以把它们视为神经集群。

这些细胞对真实的生物学面孔的图像敏感，但是它们也很容易被卡通面孔所欺骗——一个包含两点眼睛、短直线鼻子和嘴巴的卵圆形就可以让它们响应。实际上，曹已经展示了如何通过数学方式将各个元素进行组合成一张"脸"，甚至可以调整图像的"像脸程度"。如果你向这些神经元显示一张缺少一只眼睛的简笔面孔，则其反应强度会比有两只完整眼睛的图像低一些。不过在这个脑区，脸也必须落在细胞感受野的特定位置，就像V1的简单细胞需要在特定位置探测边缘一样。

颞叶的中央和后部的面部斑块会前馈到下一层，即颞叶前叶，这是一个空间不变的面部识别器。在这里，许多细胞都可以识别出一张脸，并且或多或少并不关心这张脸的位置及其精确的像素排列。其详细机制还属未知，但很可能类似有同样功能的大型计算机网络。无论脸在视野中位于何处，有些细胞总是可以识别脸部图像及其镜像。还有些细胞实现了真实的空间不变性，无论在视野中的任何位置都对脸部做出响应。镜像为何很重要尚不清楚。一个可能的解释是，镜像识别单元是迈向真实空间不变性的一个步骤（一个隐藏层）。

最后更为引人注目的是，有些细胞只对特定的人脸敏感。大脑中存在着的细胞集群（这些细胞以及它们之间的连接）似乎能让我们识别出日常生活中认识的所有人：我们的朋友、家人、同事。显然，空间不变的神经网络输出被输入到感知链条的更高处，形成更抽象的表征，并学会识别特定的个体。但是，我们只能推测这些细胞是如何集成到整个系统中的。[3]

总而言之，我们可以将颞叶的视觉处理想象成5个阶段。首先，大脑的神经网络学会识别五官之类的脸部部件。随后，大脑通过对面部、鼻子、眼睛等面部部件的计算得到一个脸的概念。接着，如果一张脸位于其视野的特定位置，则神经元会根据它的面部特征发放。然后，某些细胞实现部分位置不变性。最后，最前部的面部斑块的神经元几乎达到完全的位置不变。在人脑的面部斑块的附近脑区（颞叶前部的靶标之一）仅对一小部分人的面部做出反应。因此，面部斑块的主要目的似乎是逐步建立起对人或事物的识别特征，确立它们各自的身份。

　　你可能会注意到，我描述的这张假想的神经网络的细节有些模糊。那是因为我们离真正理解高级视觉处理的机制还很远，后者是基于特定的神经元及其突触的。确实，已经有很多方法可以证明大脑无法使用计算机使用的简单的类似感知器的神经网络来识别人脸并驾驶汽车。预告一下以后的讨论，计算机大多数使用有监督学习，而大脑必须使用某种形式的无监督学习。我想在这里强调神经网络的基本原理，而不是强调任何特定形式的神经网络。对象识别是通过多个神经集群来工作的，这些神经集群是由突触强度的逐步改变而形成的，正如赫布所表明的那样。

　　我们还得提醒自己，脸不是颞叶唯一要识别的东西。还有其他许多类型的视觉对象也有其对应的颞叶斑块，这些对象在视觉上或概念上都链接在一起。一个很好的示例是对工具图像［不是任何特定的工具，而是工具作为类别（锤子、锯子、钳子）］做出响应的细胞。我们才刚刚开始阐明颞叶的逻辑。

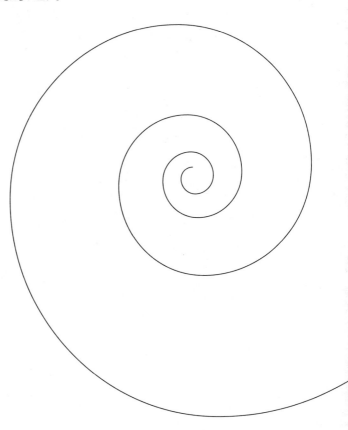

第 三 部 分

视野之外

如你所见，这本书正从比较坚实的客观事实逐步过渡到不易理解的主观猜测上。现在，我们要站到悬崖边，踮起脚尖向远处眺望。为什么要做出这种危险的动作，或者说，臆测呢？毕竟严肃的神经生物学家应当避免这么做。原因在于，如果不这么做，那我只能给你讲一些吊你胃口的冗长故事，却无法告诉你结局。我们不可避免地要问出第三部分提出的问题：感知链条的下一环会发生什么？没有人知道确切答案，但是我会尽力向你展示这片介于感知和认知之间的灰色地带。

能生存下来的并不是最强壮的物种，也不是最智能的物种，而是最适应变化的物种。

——查尔斯·达尔文

第12章
为什么演化偏爱神经网络

假设我们相信，假以时日，大自然能造出它想造的任何东西，那它为什么会造出神经网络呢？简单来说，这是因为对演化来说，造出一个可修改的突触要比重新搞一套基因组有效率得多，否则就得为每种动物都设计一套视觉系统的基因蓝图。大脑所做的机器学习被认为是一种普适的机制。它能适应不同视觉环境的特征（例如在森林里的近物和平原上的远处），而且同样这个机制还能让你从操场上认出你的孩子。

　　它的优势首先在于，在生命早期，这样构建大脑更有效。想象一个替代方案——由固定连接组成的识别机器，看起来就像18世纪闪闪发亮的瑞士黄铜天文钟。在这样一个大脑中，每个要识别的人都必须对应于齿轮和轮子的特定组合。显然，这样的机器不可能涵盖要识别的所有个体。要识别的对象都必须在被机器看到之前就被预先编程到机器中。如果这台机器是人的话，这意味着把每个可能被记住的个体都编入这个人的建造图纸（即让受精卵变成人的遗传密码）当中。这太荒谬了：大自然事先不知道大脑会识别哪些人。

　　就需要的编码量而言，这也很荒谬。初级视觉皮质包含大约1 400万个神经元，这些神经元投射到V2，而后者又包含大约1 000万个神经元。如果精确地确定系统，每个轴突标记有特定的V2神经元，则引导轴突所需的分子信号要比基因组中的基因多得多（每个分子由特定的DNA序列编码，而基因只有微不足道的2万个）。没有人会认为这种水平的特异性确实存在。即使采用了巧妙的捷径，基因组也要比构建整个感知系统所需的信息量少几个数量级。

　　因此，自然不会尝试指定所有连接，而是使用双重策略。基因编程的规则负责引导神经元，将轴突引导到目标脑区所在的正确位置：面部斑块在所有灵长类动物中都位于相同的位置。它们还会导致每个脑区保留视网膜的拓扑空间图。形成粗略布局之后，则由机器学习规则来决定精确连接，这些精确连接会编码各个特定对象。用利文斯通的话说，分子机制产生"原型面部斑块"。它们通过严格的、基因编程的发育线索决定大概位置，并通过突触可塑性获得最终的选择性。

　　第二个优点则在于，神经网络解决了识别各种距离、角度的大量视觉对象的问题。在神经网络中，一个神经元可以参与多个识别器，具体取决于下一层如何处理上一层的输出。如果神经网络有很多层，并且每一层都包含成千上万的神经元，那么可能的组合数量就是一个天文数字。这给了大脑巨大的组合优势，让它足以从许多角度涵盖一个人的脸。无论你从哪个角度看你的孩子，你都能把他和在操场上跑跑跳跳的其他孩子区分开。

用最笼统的话来说，神经网络的首要优势在于它们可以使大脑的视觉系统与动物所生活的自然场景相匹配。我们用来训练神经网络做视觉识别所用的，正是我们周围的视觉对象。简单的情况是线条朝向，这是哺乳动物生活中几乎所有视觉场景的主要特征。但是，某些复杂的对象也很重要。例如，面部对于包括我们在内的灵长类动物等社交动物至关重要。如果猴子没有看到过脸，那这些"面部斑块"就会识别其他东西——在我们看到的案例中是手。识别边缘、面部或手部的系统是大脑学习出来的。

我不禁要强调感知系统的优雅、经济和简洁。我们再次看到这个伟大的组织原理：感觉系统通过调整自身去适应自然界的统计规律，即视觉输入里对于动物来说最重要的特征。对于我们和我们的进化祖先来说，演化值得花费一些基因，来使视网膜适应那些总是出现在视觉世界中的少数特征。边缘检测在这里又是一个好例子。这是一种预先接好的功能，从马蹄蟹到人类都由演化而来的分子指令创建。[1]

侧向抑制是可以由基因预先编程的简单机制。但是对于复杂的对象，我们的有限基因集需要太多的调整才能完成。神经网络没有这种约束。利用赫布法则，大脑可以与存在的任何高阶规律匹配。在小猴子的视觉世界中，眼睛、鼻子、下巴和发际线总是一起出现，这是知觉学习的前提。

下面是另一个例子。看看下图中的奇怪形状。现在想象一个世界（比如火星），其中的生物的"面孔"看起来像这个怪样。在这种情况下，火星人的颞叶会有一系列斑块，可以检测出这个奇怪的形状，因为正是这个视觉图像天天训练火星人的神经网络。

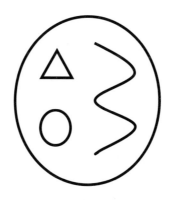

然而，在地球上，我们人类的颞叶仍然会有识别人脸的斑块。即使我们偶尔会看到这个形状，与面孔相比，我们的许多神经元不会太在意它。我画的这个形状你可能今后再也不会看到，但面孔你肯定会碰到成千上万张，它们对你的生活至关重要。你的视觉系统不是通用识别器，神经元会把识别功能花在实际会看到的东西上，而不是花在可能看到的东西上。

可以肯定的是，这种关于视觉的思维方式涉及神经硬件效率的非常实际的问题。但是这也很优雅，因为这意味着单个动物的大脑在其细胞与该动物所居住的自然世界的联系中是联系在一起的。通过感知学习，我们的视觉大脑包含了我们的自然环境经过浓缩的内置副本。

如果你不知道自己走向何方，那你可能
已经走错了方向。

——约吉·贝拉

第13章

一些谜题与一些进展

面部识别细胞从原则上回答了对象识别问题——这个我们在第1章提出的经典问题。颞叶前部的一些细胞会对特定的脸反应，无论这张脸朝向哪个角度、光照条件如何以及它在视网膜的哪个位置。但是，我们在理解感知之路上走了多远？距离大多数人所理解的感知，我们又前进了多少呢？

其实并没有多远。对于颞叶里的这少数细胞，除了知道它们能识别对象，我们也没有更多可说的了。我只能说这是对感知世界非常轻率的解读。而另一个我们喜欢的模型——看看计算机吧，它们只能胜任非常有限的任务，而且它们笨重且低效。我们再看看这些机器，虽然它们的成功很耀眼，但还有一个具有挑战性的大问题尚未得到解决。

有监督和无监督学习

我们每天都能听到机器学习又完成了什么新的感知任务：自

动驾驶汽车、面部识别，等等。人们也许会为智能机器不再受控于人类的潜在危险而担忧，担心它们使用智能超越人类而以某种方式占领世界。但是，大多数此类讨论都忽视了一头房间里的大象：虽然机器学习确实可以做一些非凡的事情，但是，正如AI人士痛苦地意识到的那样，它的智力仍然比4岁孩子的平均水平还要低。

原因是目前名声大噪的AI算法只能通过使用大量数据和超高速计算机来发挥作用。而一个4岁的孩子却可以通过几个例子自己学习。可以肯定的是，虽然我们会努力地向孩子们教授技能和概念，但是他们所知道的大多数东西——他们的基本感知机制，都是自学的。他们的小脑袋自己会完成学习。实际上，即使是多层感知器、反向传播以及所有方法，也比我的小孙子要愚蠢。他可不需要大量的例子，也不需要向老师来学习认识他的祖父。只需要一些拥抱，他很快就学会了喊"爷爷"。

AI研究人员区分了监督学习和非监督学习。你会记得我们简单的标准感知器有一位老师。苹果的语音识别软件、塞伊诺夫斯基的会说话的计算机以及吓倒隐私倡导者的面部识别软件都是如此。面部识别算法使用巨大的人脸目录来教软件识别。计算机之所以能够做到这一点，是因为它们是如此之快——实际上，最近的机器学习之所以能取得巨大成就，正是因为最近（也就是过去5年）有了大量的培训数据集和大型的专用计算机。大脑的神经元运行得如此之慢，它们本不能在这个领域和计算机竞争的。

然而大脑却做到了，甚至比计算机更为胜任。赫布早就认识到，细胞集群可以由无监督学习组成：边缘上连续的点总是自己就在一起，而大脑也完全仅凭自己创造出对边缘敏感的神经元。计算机科学家当前面临的紧迫任务是使机器在训练中更像大脑。[1]

我们很快会回到真正的大脑，但是首先，我们来看看另一种形式的机器学习。它将神经网络与一种新原理结合在一起。计算机科学家慷慨地将这个原理用神经科学的术语命名：强化学习。它最早由伟大的俄罗斯生理学家巴甫洛夫系统地研究，并由哈佛大学的斯金纳（B. F. Skinner）进行了详细阐述。他们称这些算法为"强化学习"。强化只是意味着某种行为会得到奖励，而行为如果得到奖励，则往往会反复发生。导致最终正确行为的步骤更有可能被重复，神经网络中的突触会得到增强。你可以认为这是另一种反向传播形式，强化学习就像感知器学习一样，只是计算机成了自己的老师。

电脑也可以得到奖励。在强化学习中，你告诉计算机去寻求目标。它做出一个猜测，最初是一个非常糟糕的猜测。但是，如果它的猜测使它更接近目标，则计算机将获得回报。我们当然不会给电脑吃糖丸，但只要告诉它"做得对，增强刚刚做这件事情的突触"，然后再次尝试，以新的权重开始，它就能不断重复，每次调整其权重，直到学会执行一个任务。

强化学习已经驾驭了一项不可思议的困难任务：下国际象棋，甚至下更难的围棋。现在这些电脑不仅能击败最强的人类棋手,它们还能自己教自己如何下棋。这个程序被命名为AlphaZero,在2018年的圣诞节前刚刚在《自然》杂志上发表。我们只给它游戏规则:棋盘的格子、落子的规则等。然后,它就和自己对弈。也许这听上去不太直观,不过它和另一个自己相互之间不知道对方是怎么想的,只知道对方怎么走。没有老师教它们,只有一些内在的规则告诉计算机这一步好或不好,以及最后是否赢了棋局。只需要4个小时,这台计算机就可以成为世界级棋手。

这是项令人惊奇的壮举。它不仅能用来解决棋牌问题,还可以应用于很多其他任务。谷歌人工智能团队的戴维·西尔弗(David Silver)曾经展示过一段AlphaZero遥控一架玩具直升机特技飞行的视频,直升机做滚桶特技的那一刻足以让任何人拍案叫绝。

不过,AlphaZero有我的孙子聪明吗?它远远比不上他,除非它和我孙子比赛下棋。交给计算机的任务只能被规定在很小的范围内,而且它们的体积远远超过我孙子的大脑,耗费的能源也要多得多。科学记者凯瑟琳·吴(Katherine Wu)在《史密森尼》杂志上报道说,AlphaZero的硬件需要100万瓦特供电,而我的孙子的大脑只耗能20瓦都不到。把深度学习网络和强化学习结合在一起只是为了验证一个原理,即运用逻辑的计算机可以做到接近人类大脑的表现,即使这个表现依然差得很远。

人类大脑可以运用AlphaZero的深度网络的原理吗?当然,

虽然会慢得多。人类大脑是一台被数百万年自然演化塑造而成的计算机，它具有数目庞大的微小突触。与突触相比，一堆计算机芯片要笨重得多；如果计算机能做到，人类大脑当然也能做到。

做人工智能的人很清楚他们的计算机远远比不上我的孙子，而且他们还在不断改进。谁也不知道计算机未来能变得多聪明。我认为它们会超过人类，如今有许多种无监督学习正在被研究中，问题只在于计算机要花多久超越人类，以及它们最终的运行方式是否接近真正的大脑。而且重要的是，计算机的解决方案是否足够经济？我不太会为此感到紧张。事实上，正是计算机所需要的巨大能量让我不担心计算机会占领世界。

温弗里德·登克和连接组

在神经科学领域，如果只比较赤裸裸的创造力，很难有人能比得上马克斯·普朗克神经生物学研究所（马丁斯里德）所长温弗里德·登克（Winfried Denk）。不过，如果你想要效仿他成为一个有创造力的人，得先知道他可是一个在午夜至凌晨4点之间迸发灵感的人。

温弗里德是个身材高大、体格健壮的男人，有着蓬松的头发和小胡子。你看到他时他通常在笑，不过谷歌上只能搜到他一幅板着脸的照片，并且在那幅照片中，他穿着一件白衬衫，打了一条领带。这对他来说很罕见，因为他通常穿着牛仔裤和宽松的衬衫，也许这就是为什么他在照片中不笑吧。这种照片是他被授予科维理奖——神经科学领域的一项重大荣誉时拍摄的。显然，领奖需要端庄的正式肖像。

温弗里德因一系列重要发现而获得了科维理奖和其他奖项，其中大部分基于他在物理学和光学上的功底。首先是改进共聚焦显微镜。前面提到的共聚焦显微镜是一种光学仪器，具有比以前更高的分辨率。共聚焦显微镜将光学显微镜和计算机分析融为一体，没有传统意义上的图像，只有一系列扫描点，随后再将其数字化重新组装为图像。它很快取代了传统显微镜，现在已经成为显微成像界的行业标准。

这是他在康奈尔大学做博士后期间与他的导师瓦特·韦伯（Watt Webb）共同做出的成果。共聚焦显微镜至少在理论上已经存在了一段时间：温弗里德所做的是将它改造为生物学家所用。他的另一项创新——双光子显微镜——则是他和戴维·汤克（David Tank）在贝尔实验室短暂工作期间构思、制造并申获专利的。贝尔实验室是著名的创意工厂，曾一度接受贝尔电话公司的资助，如今这家公司已经在商海浮沉中不幸泯然而去了。双光子显微镜让你能看得更清楚、看到组织更深处，而且对组织的损伤更少。

随后，温弗里德搬回了德国，去领导位于海德堡的马普所医学研究中心。有了更多的资源之后，他可以雇佣一批自己的机械师、工程师和程序员。他施展手脚，继续攻克两项大课题。

　　第一个项目是与年轻教授托马斯·欧拉（Thomas Euler）一道，用双光子显微镜解决一个50年的难题：视网膜神经元的方向选择性。欧拉、温弗里德和他们的同事一边给视网膜呈现运动的物体，一边观察视网膜的星爆无长突细胞（参见第5章）。他们之所以使用双光子显微镜，是因为其激发光的波长几乎不会刺激到视杆和视锥，这样就能在照亮组织的同时，避免视网膜本身被激发光给晃到饱和。那些星爆细胞内部被置入了活动指示剂，这样研究者就能看到它们对光的反应。总而言之，他们发现，那些为方向选择性神经节细胞提供输入的星爆细胞本身，就是具有方向选择性的。我不会再深入介绍具体机制，重要的是，神经节细胞继承的正是星爆细胞的方向选择性。

　　在解决方向选择性问题的同时，温弗里德还在幕后开发了一项新技术，甚至不是光学技术。相反，他想方设法绕开了光学。这个新技术可能会对神经科学产生更大的影响。

　　在深入连接组学的领域之前，我们先来看看温弗里德的工作日常。我已经说过他在晚上上班，这能让他有大段时间不被干扰。他在凌晨2点的办公室里做什么？他不用做一个教授的杂务活——教课。马克斯·普朗克学会的教授不需要讲课。而且他也逃避审稿等其他杂事。在打理实验室方面，他是熟练的代名词。他不会在意一些浪费时间的东西，而会稳妥地委派给其余人。他读书并思考。我们大多数人只是一时兴起地读书，但他读得认真且深入。

他还有很多时间在飞机上，因为他被邀请做很多演讲。虽然他并不特别喜欢自己这份工作中演讲的那部分，但这些邀请主要是与熟人交流的机会。温弗里德是社交达人。他会被吸引到任何他感兴趣的领域的科学家身边，然后不懈地去探索他们的思想。我不止一次听到他在获得新资料后说"嘿，我最好尽快拜访他"，即使资料的作者对他来说完全是一个陌生人，在美国西海岸甚至远在中国。

我引起了他对方向选择性问题的兴趣，随后几年里他每几个月就会来找我一次。在他解决该问题的大作在《自然》杂志上发表之后，他又来拜访了我，评价说："你给了我上一个问题，下一个是什么？"但我并没有一个新问题，至少没有一个比得上方向选择性那么重要的问题。之后，他的拜访渐渐少了。请注意，我这不是在批评温弗里德，他的拜访对双方都很有益，这是最好的科学交流。我还是会随时去和温弗里德交际的。

如果他接受所有邀请，他一年要进行数百次演讲。温弗里德的讲座非比寻常，因为它们几乎（或者至少看起来）毫无准备。他徘徊在台上，看着地板，似乎在喃喃自语。他的演讲似乎没有经过排练，它随意散漫，有时甚至有些混乱。他会忘记下一张幻灯片。他本人并没有口齿不清，他的书面作品也十分清晰。但是他的演讲与当今时代青睐的精巧演讲相去甚远，在当今时代，人们花几天时间练习线条和打磨图表。温弗里德总是有很重要的话要说，但是他不会牵着你的鼻子引导你。我欣赏他，他对当今企业界浪费时间的这些部分不屑一顾。

现在让我们回到连接组（connectome）。"组"（-ome）这个后缀赋予了它"所有连接"的含义，而连接组学是一次令人激动的尝试。它旨在探明大脑神经元之间的所有连接。仅靠莽撞的勇气不足以攻克这样的挑战。这可能不是我或温弗里德的职业生涯内所能完成的。但温弗里德演示了完成它的路径，科学的进步将会沿着它攻破这一挑战。

你要怎么鉴定两个神经元之间的连接呢？你需要鉴定它们之间的突触。这并不容易，因为它们很小，只有0.5~1微米。这个尺寸必须得用电子显微镜观察。你已经知道了，传统的电子显微镜需要把神经组织切成超薄切片，大约50纳米（1纳米等于100万分之1毫米）薄。这意味着对于一个突触，你要切成百上千张切片。这比两个细胞之间的距离要小得多。如果用传统方法，没有人能在这个距离切这么多切片还不切错。即使你做得到，你怎么对齐这些切片呢？

温弗里德发明了解决这两个问题的方法，被称为块面扫描。它实际上是电子显微镜的一种形式，但加了一些改进技巧。首先，切过的部分不保存，直接扔掉。那剩下的是什么？一个组织块，其中一面就是你刚刚从中切出一部分的表面。这种处理的创新之处在于，它要看的不是切片而是这个切面，用的是扫描电子显微镜而非透射显微镜。因为组织块留在原地不用动，所以整个切割过程可以自动化。图像对齐的问题也解决了，因为每次切割切片时，组织块的切割面都在几乎相同的位置。

因此，在电子显微镜的分辨率下，温弗里德最终得到了一长串图像，这些图像代表了穿过组织样本的连续切片。在那之后，有许多技术障碍需要解决，但可以说这些图像可以对齐并且可以在整个序列中跟随神经分叉的走向，甚至可以跨越中等距离（我们希望未来能有更长的距离）。在每个切面中，可能有成百上千的神经元，因此，追踪非常烦琐（即使对于计算机也是如此）。但原则上，最终结果会包含神经元之间的所有连接。

为什么这对神经科学家那么重要？因为这就是他们需要的信息。大脑是一台连接而成的机器，如果你知道所有的连接，那么就离理解大脑如何运转不远了。温弗里德在视网膜里测试了这个方法，并且成功找到了提供方向选择性的突触连接。在其他神经环路中，从没有得到过如此坚实的答案。

该技术屡经改进，许多实验室将其用于不同的问题。不过最大的进步不是技术上的，而是信念上的：它让人们得以设想探明大脑内的所有联系。技术上仍然有一些工作需要解决，而且长距离的连接还需要一段时间才能弄明白。即使是相邻的大脑区域（如V1到V2）之间的连接，也没那么容易追踪。即使绘制好了长距离连接，研究者仍然要面对其他重要问题：这些突触使用哪种神经递质？它们携带了什么信息？但这都会被解决。这是可以肯定的：从长远来看，连接组最终将成为理解复杂神经回路的基础。

这个男人接下来会做什么？在清晨的黑暗中，温弗里德·登克将会有什么新的、迄今未曾想到的创新？我们不知道，但是记录显示那将是一件很棒的事。

神经网络，尽在眼前

机器学习的顶级专家大多来自计算机科学领域，这些人算是3/4的计算机专家加上1/4的神经科学专家。不过，有些研究智能的人还是愿意去生物学实验室做研究的。这些人想确切地知道大脑是如何工作的，他们想摸到那些只有从真正的大脑里才能得到的证据。

像我这样的职业实验家遇到的第一个问题是："我们到底该如何研究由数以万计的神经元散布在整个大脑中构成的神经网络？一次记录数千个神经元？即使可以，你将如何消化数据？"十年前，这似乎是不可能的，但情况正在好转。

我们需要一如既往地在不同领域取得进展。我在这里举4个重要的例子。第一项进步是双光子共聚焦显微镜，它可以比传统显微镜更清晰地看到影像。它不仅可以让人看到物体的表面，还可以让你看到物体下方的结构。就大脑而言，它可以直接看到大脑皮质的各层。如你所知，双光子显微镜是温弗里德·登克提出的，他是所有科学领域的真正创造者之一，并且（我希望）是未来的诺贝尔奖获得者。有人曾写道，传统显微镜和双光子显微镜的区别就像是在黑暗中和明亮的灯光下观看彩色电视的区别。传统共聚焦显微镜还会在观察时损害细胞，双光子显微镜则不存在这个问题。

第二项进步是基因工程。这使我们能够将一种蛋白质塞进大脑的神经元中，这种蛋白质在神经元活跃时会闪烁（更准确地说，会改变荧光）。如果用这种蛋白质改造神经组织，再用共聚焦显微镜观察，就可以实时看到单个神经元的活动。

第三项进步则借鉴自昆虫生物学的世界。假设你想跟踪甲虫的运动，例如，你想看它什么时候左转，哪种情况下右转。你可以拍一部关于甲虫的跑动的电影，然后雇用一名研究生观看视频并标记甲虫的运动。而昆虫学家想出了一种自动方法。他们将甲虫的外壳粘在固定的平台上，这样甲虫的腿就悬在空中了。然后，他们将甲虫放在一个轻巧的球体上面，例如乒乓球，甲虫就可以用它的腿牢牢抓住它。乒乓球悬挂在几乎无摩擦的载体中，因此，球会随着甲虫的运动旋转，其旋转速度和方向可以使用计算机来测量，这样你的研究生就可以腾出手来继续做一些更有趣的事情了。

第四项进步是我们现代人认为理所应当的进步：便宜的计算能力。当双光子显微镜显示出数千个细胞时，每个细胞都闪烁着由活动驱动的微光，那么你手上就有大数据了。如果没有现代的计算能力，我们的实验人员就无法理解这么大的数据。

最后需要的是一位聪明、执着、勇敢的神经生物学家。我说的是普林斯顿大学的戴维·汤克，他是双光子显微镜的共同发明者，他把所有这些碎片放在一起，然后加上了自己的一些绝妙的创新。

汤克想："让我们放飞思想吧。""让我们尝试在有意识且不受干扰的动物中一次看到数千个神经元，然后在动物看着事物并思考有关它们的思想时看到它们。"汤克（和其他人）想出了将小鼠约束在固定架子里的方法。小鼠并不在乎这些约束，因为上面有吃的。小鼠站立在一个自由移动的球上，就像前文中的甲虫一样。汤克将共聚焦显微镜穿过小鼠大脑上方的头骨窗口。这是一种通过基因工程方法将指示蛋白质引入皮质神经元的小鼠。因此，当汤克和他的同事监视大脑神经元的活动时，小鼠可以执行其自然行为（奔跑）。而且，哦，是的，小鼠看着使用虚拟现实技术创建的合成世界。然后，汤克和他的同事可以一边教小鼠各种任务——例如在虚拟迷宫中奔跑，一边观察其神经元的活动。

这项技术相当新颖，但是也相当好用。根本的发现是神经元的行为每天都以一致的方式发生，例如，在大多数情况下，每次显示特定刺激时，同一组初级感觉神经元就会亮起。并不一定要这样——它们可以按照自己的逻辑闪烁，以我们无法理解的模式。确实，负责感觉运动整合的皮质区域的神经反应表现为更不稳定的方式，有时会漂移，有时会稳定，但尚未被完全破译。这并不出乎意料，因为这些区域代表了感觉输入与行为活动之间的联系，这些联系因情况而异。但这是实质性的概念性挑战，而不是技术性障碍。

汤克的学生正在将这项技术传播到整个神经科学领域。小鼠在虚拟迷宫中奔跑，它们的神经元将信号闪烁到实验者的计算机中。你我的大脑则在思考和挖掘新的实验。我们可以看到细胞集群的组装过程吗？记忆是留在大脑的同一位置还是会迁移？当小鼠睡眠时，当它想要某物时，当它看到室友时，它的神经元会做什么？工具在那里，剩下的就是进行实验。请继续关注：在我写下这些文字时，新的进展正在不断涌现。

在某处，一些令人兴奋的东西尚待发掘。

——布莱兹·帕斯卡

我不知道会发生什么，但是不管会发生什么，我都会大笑面对。

——赫尔曼·梅尔维尔，《白鲸》

第14章

看得见、摸不着

在我们说过的所有关于感知的问题的背后，有一个大问题：是谁在看？它在大脑中的何处？无论对科学家还是普通人，把感知想象成"我们"试图去理解世界的过程似乎是一件很自然的事。我们站在大脑（或计算机）外面向里看，看到神经冲动或电子的流动，试图推断这些流动是如何反映外界发生的事的。这个任务是可以实现的：只是搞清楚大脑里的神经元如何表征物理世界而已。它们确实需要去表征世界，以躲避天敌，或者只是为了在人行道上行走。我们的大脑为视觉现实绘制了一张精确的地图，它让我们能捡起物件或者乘着滑雪板飞过树丛。但我们不能假设我们脑袋里有个小人，像看电影一样看着感觉输入。[1]

关于视觉，也许最难回答的就是所谓的结合问题。大脑的各种视觉输入是如何结合在一起以创建统一的感知的，如"一辆""红色""汽车""向右行驶"？

大脑视觉系统的基本运行原理是把视觉输入分解为并行的信

息流。让我们再看一下视网膜。视网膜的首要任务是检测光线并压缩其对狭窄亮度范围的响应。但是,视网膜的许多部分专门用于分割视觉图像,将其分解为代表运动、颜色、边缘等的单独信号。这些信号是真正分开的:检测运动方向的视网膜神经节细胞并不能告诉大脑运动物体的颜色,而编码颜色的细胞并不能说明边缘的存在或不存在。

这些不同的信号到达大脑的不同位置。数量最多的细胞直接投射到LGN上,然后投射到视觉皮质。剩下的细胞另起一支以提供其他功能。一些细胞检测绝对亮度,并向与睡眠觉醒周期有关的大脑中枢发送信号。其他细胞则提供用于稳定眼睛的特殊信号。但是,这些信号在任何地方都无法在解剖学意义上重新组合在一起。它们会进一步分为皮质的简单细胞和复杂细胞,MT中的复杂运动检测器等。它们如何再次"结合"成一个整体?

神经科学家安妮·特瑞斯曼(Anne Treisman)提出,要回答这个问题,得注意到早期视觉系统的不同区域似乎都有一张拓扑投射图。V1有这样一张地图,V2也有类似的,MT也有,甚至更高级的颞叶皮质也有。如果这些拓扑地图相互连接,使得那些表征颜色的细胞与V1、V2、V3和V4中的简单细胞和复杂细胞,以及颞叶的面部斑块以点对点的方式相互映射,该会怎样?这些脑区到脑区之间的连接已知是存在的。

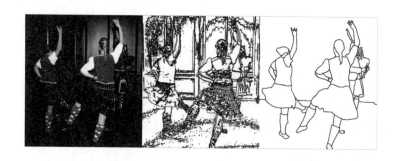

上图右侧代表V1边界增强细胞的响应——就像HOG图像。中间的图也许是LGN或视网膜中只做边缘增强的细胞的输出。最左边的图则代表了将各种视觉特征（颜色、灰度等）结合在一起（就像视网膜中持久细胞的响应）。如果三幅图在大脑的不同位置以拓扑地图的方式表征，那么大脑也许能将之重叠，把视觉特征重新结合在一起。

沃尔夫·辛格（Wolf Singer）、克里斯托夫·冯·德·马尔斯堡（Christoph von der Malsburg）和德国的其他人所拥护的另一种答案是，物体不同特征的神经表征通过同步震荡而结合在一起。代表对象的神经元将响应边缘增强图像而发射光。它们还会在颜色分析图像中触发。如果它们同步发放，则将向大脑的其余部分表明这两个神经元属于同一对象。这种机制的合理性尚存争议。

———

另一个相关的老问题是：我们的意识是什么，在哪里？"自我"又是什么、在哪里？我们大多数人觉得我们的自我好像存在于脑袋中央、眼球后方的不远处。有没有可能是这个"自我"解决了大脑的结合问题呢？这个自我可以把视网膜发送来的、所有肢解过的视觉图像以某种方式粘贴在一起，形成一个单一的物体图像。但如果我脑袋里有个小人，占据我个人宇宙的中心，它又是怎么由一团柔软的大脑组织产生的呢？这不仅仅是我，我们所有人都有一个"我存在"的主观感受。但这个存在是什么、在哪里？我对现在给出的任何解释都不满意。

举个例子，图灵测试是一个验证机器意识的著名测试。你可以尽你所能造一台最厉害的计算机，训练它像人类一样思考。随后，你站在机器外面和它对话。如果你不能分辨和你对话的是一台机器还是一个活生生的人，那这台机器就通过了图灵测试，你可以认为它是有意识的了。我一直都觉得图灵测试是皇帝的新衣。图灵毫无疑问是一位出色的数学家，但是图灵测试和数学没有关系。为什么这个测试可以说明机器有意识呢？它还是一堆硅芯片而已啊。

赫布认为我们的个人身份——我们的自我，是我们所有细胞集群的结合，不仅仅是那些用来感知的简单集群，也包括那些构成思维、记忆、情绪和所有让我们之为人的东西的细胞集群，它们交联在一个大脑之中。这个概念至少非常具体。而且我也认同这个把个人体验整合在一起的想法。考虑到如今我们知道大脑中有许多特化，赫布的模型也许需要一点儿更新——他的细胞集群需要占据一些特化的脑区，那些遍布皮质的任务特化斑块。赫布的确拥有一个概念，关于整个大脑是如何作为一系列神经网络而工作的图景。

我们现在已经追踪视觉到了颞叶中心，那里有许多对特定物体（如面孔）反应的神经元。我们认为这些面部识别细胞是整合在细胞集群中的，因为一个细胞不太可能做到识别面部的任务。下一步呢？

自然是更多的细胞集群。赫布可不认为感知、认知和运动（指导肌肉动作的神经信号）之间有鲜明的界限。它们都由相互重叠的神经网络表征。下面是这个概念的示意图。赫布也许会掀开他的棺材板——让我们姑且将下面这幅图称作"新赫布主义"吧。

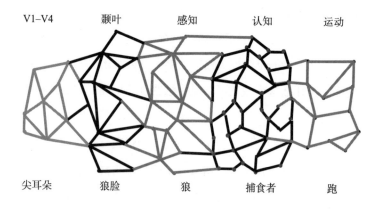

此图中的点表示神经元，它们之间的线是轴突连接。值得注意的是，各个功能区域是相互重叠的：用于感知的细胞集群与用于认知的细胞集群相互渗透。从左到右，我们首先看到皮质视觉的早期阶段。这些区域（V1–V4）对视觉图像进行了初步分析。我们对V1已经知道了不少，尽管有一些更复杂的细胞，但许多简单细胞对定向边缘敏感。我已经指出过，V1所做的事情有助于"分割"图像，即将整个视野拆解为离散的对象。V2中的细胞更进一步，不仅对定向边缘做出响应，而且对边缘具体位置的依赖性更小。V3和V4的细胞很难被精简地描述。它们具有不同的选择性，甚至连最熟练的实验者都无法对该区域进行统一描述。总结一下这些脑区，很明显，V1–V4中的细胞对于视觉输入的特定功能具有选择性，但这样的特征有很多：边缘、拐角、曲率、颜色以及几乎可以肯定还有图像中其他可以被单独提取出来的元素，或者说特征。

　　网络的连接代表了细胞集群，这些集群经由赫布规则在知觉学习过程中形成。它们可以很短，像是少数神经元组成的小多边形，也可以很大，可以跨越不同功能脑区的边界。我们可以有通过整个网络的任何路径。V1–V4细胞与颞叶的视觉区域相互连接。注意，在主要感觉区域的细胞集群和颞叶之间没有清晰的边界。例如，主要位于颞叶的细胞集群可能与初级视觉区域的一个或多个细胞集群重叠。实际上，这就是早期特征与高阶表示联系起来的方式。一组主要特征被激活后，这些习得的联系就会激活更广泛的感知——在本例中为狼的脸。

　　它们与代表抽象思想的细胞集群融合。神经网相互重叠，不同特征从而相互触发。"感知"网络的大多数神经元主要与同一网络中的神经元相连，但有些同样是"思想"神经网络的一部分。由于这种重叠，某些感知可以引发思想，并且实际上是其中的一部分（因此我们可以想象感觉事件）。换句话说，思想可以触发"知觉"神经网络的激活，从而使我们回想起感知。一些"思想"细胞集群与"动作"网重叠，因此前者可以激活后者，最后触发身体运动。

于是，表征简单视觉特征的细胞集群与表征更高阶特征的细胞集群相互融合。这种融合总是由赫布规则指导，将同时活跃的神经元连接在一起，而这种同时活跃又源于真实视觉世界的规律特征。概念的细胞集群又与动作的细胞集群连接在一起。这就是为什么我说在赫布的思想中，感知和运动没有严格的界限。

以上当然只是对于赫布思想的卡通简化版，让它更具体、更易于理解。就像我之前强调的，赫布思想还得整合最近发现的不同脑区的特定功能。不过注意，我们在第13章提到的多细胞成像工具让我们得以更深入地探索神经网络中的神经元。这些成像结果也进一步佐证了上述的赫布思想。赫布思想提供的图景也更接近实际解剖呈现的复杂前馈和反馈连接，这些连接既存在于脑区之内，也存在于脑区之间。

现在，让我们看看用现代神经网络的语言描述的同一图景。在一个或多或少随机连接的网络里，有一个输入层、几个隐藏层和一个输出层。这还是一个简化的卡通图，对实际情况的抽象。这种抽象只是为了突出算法的基础特征。

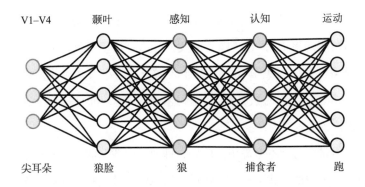

你也许能意识到这和第11章识别林肯总统的过程相似，只是我们已将其扩展到面部识别以外，包括感知、思想和行为。这些神经网是相通的。它不仅可以识别狼，而且还可以识别许多其他事物，这一切都取决于在学习阶段中哪些突触得到了加强。就像赫布想的那样，各层之间没有明确界限，因为从一端到另一端，整个突触链都可以被经验修改，反向传播或其他机制会把学习传遍整个网络。我们知道，大脑的神经网络可以充当其自身的训练器：它是无监督的学习者。也许它使用强化学习，或者正在讨论中的其他无监督方法之一。

———

这就是我想带你抵达的终点了，这里有一个模糊的概念——从视觉输入到动作的步骤是通过一系列可修改的神经连接进行的，这些神经连接包括细胞集群（神经网络的隐藏层）。除了实际应用之外（我们知道计算机中的人工神经网络可以做一些相当聪明的事情），它还能教给我们什么？这里最重要的是，这些模型没有中央决策者，没有什么脑袋里的小人来接收信号并发出指令。真实的大脑和人工神经网络一样，都只是一个连接网络。

但是，对于本章提出的问题，即对"自我"的探索——生活在我头脑中的"我"——在哪里，这意味着什么呢？现在假设上面两种看法都是正确的，那我们能从中找到意识吗？可悲的是，不能。实际上，它们说到底都只是行为主义模型——感觉导致知觉，知觉导致思想，思想导致行动。它们不必在物理上分离，可以存在于神经网络的各个部分，甚至是分布在网络各处。你几乎可以将其想象成一连串反射，就像巴甫洛夫的条件反射——狗看到食物会产生吃东西的想法，从而导致它流口水。但是，一连串的反射不一定是有意识的。这样的系统就像可口可乐工厂中的装瓶机器一样，是通过一系列动作来操作的：将瓶子装满，放在顶部，贴上标签。大多数人都不会认为这台机器是有意识的。

很明显，我们大脑中的很多计算也是无意识的。一个数学问题的解法是怎么蹦出来的？骑摩托车时，你是否会告诉自己："转弯时车要向内倾斜"？也许你可以用语言表达这些规则，但是你在乡间急驰时不会想那么多。文献中著名的H.M.患者就是一个例子，他在癫痫切除手术后失去了形成显式记忆的能力。他可以一遍又一遍地阅读同一本杂志，却不知道自己以前曾经读过。

实际上，他的有意识生活在手术那一天就结束了。但是，他仍然可以学习简单的运动技能[①]。尽管他完全无法说出学了什么，也不知道自己已经学了，但他的运动技能却可以随着学习提高。这再次证明了有意识学习与无意识学习之间的区别。

赫布没有深入探究意识。他认为它某种程度上存在于大脑的广泛活动中，依赖于许多神经元的共同发放。克里斯托夫·科赫（Christof Koch）对意识进行了很多思考，他认为"意识是生命的基本属性。"而且他也接受这个观点的推论，即"任何相互作用的系统都具有某种程度的感觉"[2]。这也引出了动物是否存在意识的问题。狗有意识吗？大概有。只有305个神经元的线虫有意识吗？有一点点吧。水母的神经网络、果蝇中的135 000个神经元呢？赫布、科赫和其他许多人认识到，在哺乳动物脑中，也许只有分布式的大脑系统以协调的方式工作时，意识才会出现。当控制皮质的更原始中枢受损或皮质被关闭时（如在睡眠中），意识就会消失。因此，每个人都同意，意识取决于某些大的大脑结构。但是，哪些神经回路包含意识，这些神经元中的哪些活动能使意识发生呢？也许你可以假定，某个跨越整个大脑神经网络所有边界的神经网络序列掌管着意识。但是这种"解释"几乎什么也没有说。它只是把问题复述了一遍。意识的问题也许就像芝诺悖论一样，只是一个语言上的诡计。正如科赫暗示的那样，它甚

---

① 没有新的显式记忆是否等同于没有意识，尚存争议。——译者注

至可能是物质的一个属性，例如质量。但是，我们对意识的直觉没有抓手，没有类比，没有审视问题的立足点。本质上它是主观的，只包含个人。我担心意识说到底是不可知的。哲学家 G. E. 摩尔曾问他的同行罗素："我看到一个红色苹果时，看到的红色和你看到的一样吗？"据我所知，还没有人给出令人信服的答案。

术语表

HOG 图像
(HOG image)

梯度直方图（histogram of gradient）。一张图片的 HOG 展示的是该图片每个点的亮度梯度方向。

MT
(Middle temporal cortex)

视觉皮质中一块专门探测物体运动的区域。它在猕猴脑中位于颞叶中部，所以被命名为 MT。

α 细胞
(alpha cell)

一种根据结构和功能区分出的视网膜神经节细胞。α 细胞对光有瞬时开或瞬时关响应。

β 细胞
(beta cell)

一种根据结构和功能区分出的视网膜神经节细胞。β 细胞对光有持续开或持续关响应。

边缘增强
(edge enhancement)

在物体边界处增强局部信号差别的视觉处理过程。

持久细胞
(sustained cell)

在感觉系统中，只要合适刺激在就一直保持响应的神经元。

电子显微镜
(electron microscope)

把电子（而非光子）聚焦在样品上成像的显微镜。因为电子的波长比光子更短，所以电子显微镜的分辨率比光学显微镜高。

动作电位 （action potential）	也叫"尖峰信号"。从神经元里发放的短暂的电信号。动作电位要么不产生，产生之后就以固定方式传播（全或无性质）。动作电位通过轴突传播，发送给其他神经元。
多巴胺 （dopamine）	在大脑和视网膜中的许多突触发挥作用的神经递质。
反向传播 （backpropagation）	调教神经网络连接权重的一种方法。
方向选择性细胞 （direction-sensitive cell）	当刺激从其感受野划过时，向大脑发送物体运动方向的神经元。
复杂细胞 （complex cell）	视觉皮质中的一类神经元。复杂细胞对一条沿着特定朝向的边缘或线条敏感，并且只要线条的朝向正确，不论出现在该细胞感受野的哪个位置，都能让该细胞响应。
感受野 （receptive field）	能让一个神经元响应（兴奋或抑制）的一小片感觉区域。其原始定义完全是空间的，如今它也包括了刺激的其他属性，比如对运动的敏感性，探测类似飞虫的运动等。有人会用诸如"方向敏感感受野"这样的术语。
光感受器细胞 （photoreceptor）	视网膜中的视杆和视锥细胞。这些是视网膜中主要的对光敏感的细胞。
光填充 （photofilling）	通过激光照射来激活细胞内的标记物使其扩散到整个细胞的技术，它可以让神经元的树突和轴突清晰可见。
海马体 （hippocampus）	大脑边缘系统的一个结构。因为其中的神经元非常典型而且容易记录，所以深受实验学家喜爱。

核磁共振成像
（MRI, magnetic resonance imaging）
给身体内部组织生成数字化图像的过程。该技术基于身体内部的氢原子在外部电磁波刺激下产生的核磁共振。

赫布突触
（Hebb synapse）
唐纳德·赫布提出的突触运行法则。当突触前和突触后神经元同时被激活时，它们之间的连接会得到增强。

尖峰信号
（spike）
见"动作电位（action potential）"。

简单细胞
（simple cell）
视觉皮质中对特定朝向的边缘或线条敏感的细胞。和复杂细胞的不同之处在于，它的感受野非常窄，只对特定位置的线条敏感。

节律钟
（circadian clock）
大脑用来维持周期性节律的系统，例如以约24小时为周期的昼夜节律钟。

免疫组织化学
（immunocytoche-mistry）
一种在组织内定位蛋白质位置的技术。对于每一种你感兴趣的蛋白质，你得用它的对应抗体来做免疫组化。

摩尔定律
（Moore's law）
每18个月，电子计算机晶体管的计算能力能大概迭代一倍。

脑电图
（electroence-phalogram）
用外置电极记录大脑活动的技术，电极通常放置于头皮。

皮质
（cortex）
包裹大脑两个半球最外层的神经组织。皮质与其下的神经结构之间有双向的轴突连接。知觉和高阶大脑功能需要皮质的参与。

冗余性
（redundancy）
从信息论来的一个术语，用来描述一个信息源里信息的重叠。在视觉里，冗余性意味着自然图像中每个点可能都包含着邻近点也有的信息。

神经递质 （neurotransmitter）	跨突触传递兴奋或抑制信号的化学分子。
神经元组 （neurome）	对一个神经结构中所有的神经元分类成册。
视杆（细胞）和 **视锥（细胞）** （rod and cones）	哺乳动物视网膜内的两种光感受器细胞。
视网膜神经节细胞 （retinal ganglion cell）	视网膜中接受其他细胞（双极细胞和无长突细胞）输入并向大脑输出的细胞类型。它们的轴突束组成了视神经。
树突 （dendrite）	传统上认为树突是神经元的输入元件。现在也有研究表明它同样可以作为输出元件。它也是神经元上长出的细长突起。
双极细胞 （bipolar cell）	视网膜中的一种中间神经元。双极细胞发挥中继作用，从外视网膜层接收光感受器细胞的输入，然后发送给内视网膜层的无长突细胞和神经节细胞。
水平细胞 （horizontal cell）	外视网膜层的一种中间神经元。水平细胞接收视锥和视杆光感受器细胞的输入，然后向视锥和视杆输出反馈，以及调制双极细胞。
瞬态细胞 （transient cell）	在感觉系统中，只在合适刺激刚出现或结束时响应的细胞。
突触 （synapse）	两个神经元之间传递信号的结构。大多数突触要么是兴奋性的，要么是抑制性的。
突触后神经元 （postsynaptic neuron）	对一个突触来说，接受另一个细胞输出的神经元。

外侧膝状体
（LGN，lateral
geniculate nucleus）

丘脑背部外侧的一个神经核团。它是视觉信息从视网膜到皮质的主要中继站。

无长突细胞
（amacrine cell）

视网膜里的一种中间神经元。无长突细胞从双极细胞和其他无长突细胞那里接收输入，然后输出给双极细胞、其他无长突细胞或视网膜神经节细胞。

细胞集群
（cell assembly）

因为同时活跃而被突触连接在一起的大脑神经元。

乙酰胆碱
（acetylcholine）

神经系统中广泛存在的一种信号分子，是神经元和神经元之间以及从神经元到肌肉通信所用的神经递质。

荧光显微镜
（fluorescence
microscope）

一种显微镜，样品能在里面发出荧光。显微镜会用特定波长的光照射样品，激发出另一个波长的荧光。

长时程增强
（LTP，long-term
potentiation）

神经活动造成的持续性突触增强。

轴突
（axon）

神经元用来输出信号的细长突起。大多数情况下，信号从神经元的细胞体传到轴突，然后沿着轴突到达连接另一个细胞的突触。

致
谢

　　我要感谢编辑们。首先是受尊敬的贝丝·拉普斯和丽萨·罗斯。我在哈佛的出版课上认识了丽萨，她当时是SDP出版社的代表。她随后引荐我认识了贝丝。贝丝对我的文字做了精彩的改进。每次当我觉得我写得已经不错的时候，她总能把它们变得更好。在基本书局，艾瑞克·亨尼采取了另一种策略。贝丝专注于词汇，而艾瑞克则专注于想法——感知学研究能告诉我们什么启示。他让我突破边界，不把书写成硬核的生物学，让故事更加有趣。

　　我还要感谢我在哈佛和麻省理工学院的同事们。他们的研讨会和讨论给了我很大帮助。他们知道我在写一本书，其中许多人还读了其中几章。出于对他们开放态度的尊敬，我没有在书里写任何他们尚未发表的研究。我还要感谢全世界的视网膜研究圈、我的朋友们以及批评家们。我还要感谢以下对个别章节提出建议的人：朱迪斯·埃姆斯、马克·埃姆斯、理查德·博恩、钦菲·陈、菲利普·克雷文、唐·唐德立、马拉·费勒、戴维·金蒂、克里斯托弗·哈维、加布里埃尔·克赖曼、玛格丽特·利文斯通、史蒂文·马西、彼得·施特林、恩里卡·施特雷托伊、乌伊加尔·辛斯比尔、罗伊·怀斯以及杰里米·沃尔夫。

特别感谢埃利奥·拉维奥拉，我的朋友和合作者，他85岁了还在实验室工作。感谢特里·塞伊诺夫斯基，他给了我一本他尚未出版的书做参考。特别感谢杰拉尔德·谢伊早期对我的鼓励和建议。我还要感谢文学经纪人吉姆·莱文。这本书没有按照一般的科普书格式来写，但他还是给了我一个机会，把我引荐给了基本书局出版社和上述各位。

最后也是最重要的，我要感谢我的妻子珍妮，她对我的手稿给出了周到的意见，在我心烦意乱时给予了我充分的理解。当然，最重要的是，她是她。

第1章

1. 视神经中大概有100万根神经纤维，而听神经只有3万。两种感官反映了不同的东西。视觉主要反映的是空间——光输入在视网膜上的分布。听觉反映的是时间——气压波动到达你耳朵的时间顺序。有趣的是，听觉系统的时间分辨率比视觉系统高得多得多。但是分割问题对两种感官却是一样的：对视觉来说是将不同的物体从背景中分割出来，而对听觉来说则是从时间上将一段声音从前后声音中分开。

第2章

1. 一些神经递质激活突触后神经元，另一些抑制突触后神经元。一些递质很快发挥作用（速度为毫秒级别），另一些则很慢（几秒到几十秒）。对几乎所有神经元，它的末端只会释放一种类型的神经递质。因为一个神经元接受数以千计种来自其他神经元的连接，这使得大脑可以实现非常多样的计算。

2. 事实上，在大脑表面有一张完整的体表"地图"。身体的各部分被大脑不同位置表征。当大脑的"拇指"位置被激活时，大脑就知道拇指被触碰了。

3. 例如，发放模式像字母 A 的摩斯电码那样的话，就会让大脑知道这来自快适应触觉输入。

4. David Ginty. 参见 Zimmerman, A., Bai, L., & Ginty, D. D. (2014). The gentle touch receptors of mammalian skin. *Science, 346*, 950-954. Abraira, V.E., V. E., & Ginty, D. D. (2013). The sensory neurons of touch. *Neuron, 79(4)*, 618-639.

5. 对库夫勒的简介来自作者的个人回忆，以及取自以下回忆录中的文章：McMahan, U.J. (1990). *Steve: Remembrances of Stephen W. Kuffler*. Sunderland, MA: Sinauer.

6. 这个实验并不是特别容易做，这也解释了为什么早期许多论文都错误地认为鹰的视觉锐度很高，这些错误来自行为范式的设计缺陷。参见 Gaffney, M. F., & Hodos, W. (2003). The visualacuity and refractive state of the American kestrel (Falco sparverius). *Vision Research, 43*, 2053-2059.

第 3 章

1. 请参见 Dowling, J. E. (2012). *The retina: An approachable part of the brain*. Cambridge, MA: Harvard University Press. 有更好的介绍。

2. Gollisch, T., & Meister, M. (2010). Eye smarter than scientists believed: neural computations in circuits of the retina. *Neuron, 65*, 150-164.

3. 埃姆斯（Ames）培养基是西格玛奥德里奇化学公司 2018 年产品手册的第 A1420 品类。

4. Boycott, B., & Wässle, H. (1999). Parallel processing in the mammalian retina: The Proctor Lecture. *Investigative Ophthalmology and Visual Science, 40*, 1313–1327

第 4 章

1. 恩里卡的原初想法是这样的：也许环境丰容有益于视觉，就像它有益于各种小鼠智力一样。她一发现确实如此，就做了更多的实验，来分离研究中的各个变量。Barone, I., Novelli, E., & Strettoi, E. (2014). Long-term preservation of cone photoreceptors and visual acuity in rd10 mutant mice exposed to continuous environmental enrichment. *Molecular Vision, 20*, 1545–15

2. 埃利奥·拉维奥拉可以称得上是高尔基染色的大师，因为他是在帕多瓦大学解剖学系接受的训练，而该系在19世纪就是卡米洛·高尔基之所在。

3. 这个结论发表后的十年内，人们又用连续切片电子显微成像将瓦塞尔目录中的两种细胞进一步分成小类，所以一共有14种细胞。这部分只是个语义游戏，所以瓦塞尔的基本结论是正确的。Wässle, H., Puller, C., Müller, F., & Haverkamp, S. (2009). Cone contacts, mosaics, and territories of bipolar cells in the mouse retina. *Journal of Neuroscience, 29*, 106–117. Helmstaedter, M., Briggman, K. L., Turaga, S. C., Jain, V., Seung, H. S., & Denk, W. (2013). Connectomic reconstruction of the inner plexiform layer in the mouse retina. *Nature, 500*, 168–174.

4. 这一节的人物侧写来自作者的个人接触，以及两本精彩的传记：Boycott, B. B. (2001). Brian B. Boycott. In Squire, L. R., (Ed.). *The history of neuroscience in autobiography*. San Francisco: Academic Press. Wässle, H. (2002). Brian Blundell Boycott, 10 December 1924–22 April 2000. *Biographical Memoirs of Fellows of the Royal Society, 48*, 51–68.

第 5 章

1. 为了简单起见，我一直说有大概30种神经节细胞。事实上，这只是为了简便，因为还有许多物种特异的细胞类型，我不想一个一个加上去。不同的物种生活在不同的环境中，对视觉的要求不同，它们似乎有不同数量的细胞类型。小鼠的细胞类型可能有50种之多，在哺乳类里种类就要少一些。

不同的物种也有不同的特化，特别是神经元的分布。许多生活在地面的动物的视网膜里，都有一横条神经元密度很高的区域。这让它们更容易扫描捕食者的水平位置。灵长类在视野中央有一个小区域，这里有一种特殊的小神经节细胞密度特别高，这也是为什么人类的中心视野比周围视野好这么多（本书之前几章讨论过）。不过，所有神经元的基本工作原理都是一样的：它们都进行亮度归一化、边缘增强，已知的视网膜都把视觉信息分解成平行的表征，每个通路告诉大脑一份关于视觉图像的不同信息。

2. Stevens, C. F. (1998). Neuronal diversity: Too many cell types for comfort? *Current Biology, 8*, R708–R710

第 6 章

1. 当然，这只是其中两个主要的目标。从数字上说，视网膜的细微投射可以延伸到脑中多达50处目标，其中最著名的是顶盖前核，它负责根据亮度调节瞳孔大小。还有更多的目标脑区，其中一些我们不知道它们的功能。

2. 最新的生理学证据显示小鼠LGN中很多神经元只接收一种视网膜神经节细胞的输入，其他神经元则接收混合的输入。至于这是否只对小鼠适用还不清楚。Roman Roson, M., Bauer, Y., Kotkat, A. H., Berens, P., Euler, T., & Busse, L. (2019). Mouse dLGN receives functional input from a diverse population of retinal ganglion cells with limited convergence. *Neuron, 102(2)*, 462–476. Rompani, S. B., Mullner, F. E., Wanner, A., Zhang, C., Roth, C. N., Yonehara, K., & Roska, B. (2017). Different modes of visual integration in the lateral geniculate nucleus revealed by single-cell-initiated transsynaptic tracing. *Neuron, 93(4)*, 767–777.

第7章

1. 你无须太过在意这些斑块的确切位置，我只是给你一个大概的印象。别的不说，大脑表面的轮廓就在人群中有很大差异——至少和人们鼻子形状的差异一样大。另外，专家们对哪种脑区命名系统最正确也有争议。

2. 曹对面部细胞机制的理解与其他人有所不同。根据一些直接的证据，曹相信，大脑针对面部测量了大量（约50种）参数（例如双眼间距）然后组合在一起给出了一张脸的独特标志。另一个更受公认的观点认为实际的机制没有这么绝对（测量的参数更加抽象或随机一些），这会在第10章和11章详述。

第8章

1. 卡尔·拉什利（1890—1958）是神经科学的先驱，他深入思考了大脑结构和行为的关系。他曾经做了一系列实验来定位大脑区域和记忆之间的关联［所谓大脑里的记忆痕迹，Semon把它称为"印迹"（engram）］。拉什利是赫布的研究生导师，也是他一生的朋友。他的研究工作是赫布理论的根基。拉什利的工作被他总结在自己的经典论文中：Lashley, K. S. (1950). In search of the engram. In Society for Experimental Biology (Ed.), *Physiological mechanisms in animal behavior (Society's Symposium IV)* (pp. 454–482). Oxford, UK: Academic Press.

2. 20世纪70年代时，围绕这些实验的争议沸沸扬扬。争论基本上是聚焦在两派之间，即以休伯尔和维泽尔为代表的天生派和唐纳德·赫布为代表的环境塑造派。天生派认为感受野背后的神经连接是出生前就编程好的，而环境塑造派则认为感受野受到视觉刺激的强烈影响。休伯尔和维泽尔发表文章报道了猴子的视觉皮质自出生就有方位选择性，这反驳了赫布的观点，不支持线条检测是神经元学习的结果。我见过休伯尔寄给赫布的一封唐突——我并不是说他粗鲁——的信件，里面用完全确定的词汇描述了这个结论。之后又有一项研究表明V1的一些细胞在猕猴非常年幼，还来不及接受很多视觉输入时就有方位选择性了，还有研究表明从小没有见过任何轮廓的动物也能发展出方位选择性。这使得赫布的看法显得不可信。然而，尽管休伯尔在很多问题上都做出了正确的判断，但在这个问题上却可能错了。很快，科学家了解到，新生动物的脑内只有少数细胞有方位选择性，这些细胞的数量在物种间存在差异（一些动物出生时比另一些动物拥有更多方位选择细胞），而且这些细胞的方位选择性也比成年动物脑中细胞的方位选择性要低。参见 Espinosa, J. S.,& Stryker, M. P. (2012). Development and plasticity of the primary visual cortex. *Neuron, 75*, 230-249.

第 9 章

1. 作者本人的回忆和访谈是在2016年8月新斯科舍省切斯特市进行的。赫布的传记可以参见Hebb, D. O. (1980). D. O. Hebb, In Lindzey, G. (Ed.) *A history of psychology in autobiography*. San Francisco: Freeman. Brown, R. E., & Milner, P. M. (2003). The legacy of Donald O. Hebb: more than the Hebb synapse. *Nature Reviews Neuroscience, 4*, 1013–1039.

第 10 章

1. 资料来自作者的个人回忆和塞伊诺夫斯基撰写的人工智能简史：Sejnowski, T. (2018). *The deep learning revolution: Artificial intelligence meets human intelligence*. Cambridge, MA: MIT Press.

2. CAPTCHA的全称是"全自动的区分人和计算机的公开图灵测试（completely automated public Turing test to tell computers and humans apart）"。这个验证码系统会设计一张变形的图片，人容易理解它，但机器很难。传统上，这些变形的图片会包含一些字母，不过最近的系统也会使用图片——例如给出一张图片，图片有几辆巴士和很多其他物体，你得数出有几辆巴士。这是验证码系统和黑客之间的较量。

3. 在计算机视觉世界中，这里检测到的功能有时被称为"先验"。它们是先前对重要环境事件类别的经验的偏见。你可以直接把先验知识给机器，或者可以让机器自己学习并发现它们。有趣的是，曾经有人认为，提前提供基本功能来减少计算机工作量总是更好的——我们知道很多基础功能，那么为什么不打包提供给算法呢？ 但反直觉的是，现有证据表明，机器自己学习早期特征会更有效。

第 11 章

1. 简单地说，感受野较大的视网膜中间神经元，即水平细胞和较大的无长突细胞会对视网膜较大区域的亮度进行采样。随后，它们根据这个亮度从光感受器向神经节细胞传输的信号中减掉若干。其他机制也存在，有些时程较长，有些较快，有些在视网膜外层发挥作用，有些在内层发挥作用。例如，在视网膜内层，无长突细胞会直接调整神经节细胞的响应。

2. 这里提到的基本机制由休伯尔和维泽尔提出。通过同时记录LGN和V1的细胞，研究者们验证了这个机制。Reid, R. C., & Alonso, J. M. (1995). Specificity of monosynaptic connections from thalamus to visual cortex. *Nature, 378,* 281–284.

3. 这里的著名例子是珍妮弗·安妮斯顿细胞。当外科医生记录一个脑部手术患者的神经元时，他们发现有一个神经元只有在患者看到演员珍妮弗·安妮斯顿时才会发放，看到其他影星时则不会。当然啦，安妮斯顿并不是这个患者唯一认识的演员。只是医生恰好撞上了一个只识别安妮斯顿的神经元。事实上，我们也不知道如何理解这个发现。也许这个细胞只是一个更大的神经网络的一部分。但是我们还不知道这个更大的网络是什么。

第 12 章

1. 在古生代化石中发现的马蹄蟹（*Limulus*）和如今的马蹄蟹一模一样。边缘增强（侧向抑制）在马蹄蟹的眼中也有发现。尽管它们的"视网膜"远比哺乳动物简单，但是它们同样有边缘增强：一个被照亮光感受器会抑制周围的光感受器。

第 13 章

1. 计算机科学家直截了当地指出，儿童相比于计算机是更好的学习者。有些计算机科学家只专注于特定任务，例如贷款者的信用风险大小。而另一些有梦想的科学家有着更大的愿景。他们想要造出通用智能机器，一台至少能和我孙子相提并论的计算机。这也许是"奇点"，即算法统治世界的开始。我并不否认这种情形的可能性，我也很高兴有些思想家正在为此防备。但我自己一点儿也不担心……因为我觉得算法的限制不在于软件而在于硬件。就像我在上文说的，即使是 AlphaZero 这么强的程序也只能在某一方面强大，而它是一台耗能怪兽。想想如果一台计算机什么都能做的话，那得要多少能源。它可能会有一座酒店那么大，整个北美洲的电力都不够它用吧。

不容置疑的是，机器学习很快就能做一些非常复杂的任务。我是一个乐观主义者，不过同时，我也对 AI 领域现在的热火朝天保持谨慎。

第 14 章

1. 在本章中，我提出的问题，即大脑是怎么重新结合起图像的肢解特征，是一类我们至少可以想象其答案的问题。这只是一个物理问题。一个图像的不同表征总以某种物理形式存在于大脑各处。你可以想象这些特征被联系在一起，或者神经元之间互相交流，告诉大脑：这些特征属于同一个物体。问题只是找出这些联系。

而意识和自我则是另一种问题。我意识中的内容只有我自己知道。这是一个主观的东西，也许根本就不是一个"东西"。它会不会只是一个语言游戏？我不这么认为。因为每个人都相当确定自己是有意识的。我们不能否认它的存在。但是它究竟是什么却是一个谜。

2. Koch, C. (1982). *Consciousness: Confessions of a romantic reductionist.* Cambridge, MA: MIT Press.

基本介绍性阅读

Ackerman, D. (1995). *A natural history of the senses.* New York: Vintage. "The senses feed shards of information to the brain like microscopic pieces of a jigsaw puzzle. When enough 'pieces' assemble, the brain says 'Cow. I see a cow.'" Ackerman is a poet and brings to the senses a poet's eye. An elegant book, containing accurate science and the poet's-eye-view of it.

Dowling, J. E. (2012). *The retina: An approachable part of the brain.* Cambridge, MA: Harvard University Press. Classic textbook, which has introduced generations of students to the retina. Good introduction to the responses of the retinal interneurons. Revised in 2012 after its initial publication in 1987.

Hubel, D. (1988). *Eye, brain, and vision.* New York: W. H. Freeman. A review of Hubel's work, at the level of *Scientific American.* The writing is elegant and packs a punch; there is thinking behind every word. Don't try to read it too fast.

Masland, R. H. (2001). The fundamental plan of the retina. *Nature Neuroscience, 4,* 877–886. An attempt to cut through species differences to the organization basic to all mammalian retinas.

Rodieck, R. W. (1998). *The first steps in seeing.* Sunderland, MA: Sinauer. Bob Rodieck had an astounding breadth of knowledge about vision, from the details of phototransduction to the anatomy of retinal ganglion cells to the psychophysics of color vision. Even though a bit out of date, this is a treasure trove of facts and thinking about vision. Beautifully illustrated by Rodieck himself, with help from his longtime assistant Toni Haun.

Wolfe, J. M., Kluender, K. R., Levi, D. M., Bartoshuk, L. M., Herz, R. S., Klatzky, R. L., & Merfeld, D. M. (2017). *Sensation and perception*, 5th ed. Sunderland, MA: Sinauer. An engaging and authoritative textbook, covering vision and the other senses.

其他阅读

Much of the best material is found on the web, especially in the area of machine learning. For example David Silver, a leader of the team that built AlphaZero, now posts a lucid series of lectures (his course at University College London) on YouTube. But these will likely be gone, or be different, in five years. I cite websites as the URL stood when they were encountered. The reader's best strategy would be to Google "machine learning lectures" and follow where it leads.

Abraira, V. E., & Ginty, D. D. (2013). The sensory neurons of touch. *Neuron, 79*(4), 618–639.

Afraz, A., Boyden, E. S., & DiCarlo, J. J. (2015). Optogenetic and pharmacological suppression of spatial clusters of face neurons reveal their causal role in face gender discrimination. *Proceedings of the National Academy of Sciences of the United States of America, 112*(21), 6730–6735.

Albright, T. D. (1989). Centrifugal directional bias in the middle temporal visual area (MT) of the macaque. *Visual Neuroscience, 2*(2), 177–188.

Anzai, A., Peng, X., & Van Essen, D. C. (2007). Neurons in monkey visual area V2 encode combinations of orientations. *Nature Neuroscience, 10*(10), 1313–1321.

Arcaro, M. J., & Livingstone, M. S. (2017). A hierarchical, retinotopic proto-organization of the primate visual system at birth. *Elife, 6.*

Arcaro, M. J., Schade, P. F., Vincent, J. L., Ponce, C. R., & Livingstone, M. S. (2017). Seeing faces is necessary for face-domain formation. *Nature Neuroscience, 20,* 1404.

Arroyo, D. A., & Feller, M. B. (2016). Spatiotemporal features of retinal waves instruct the wiring of the visual circuitry. *Frontiers in Neural Circuits, 10,* 54.

Baden, T., Berens, P., Franke, K., Roman Roson, M., Bethge, M., & Euler, T. (2016). The functional diversity of retinal ganglion cells in the mouse. *Nature, 529*(7586), 345–350.

Ball, K., & Sekuler, R. (1982). A specific and enduring improvement in visual motion discrimination. *Science, 218*(4573), 697–698.

Ball, K., & Sekuler, R. (1987). Direction-specific improvement in motion discrimination. *Vision Research, 27*(6), 953–965.

Barone, I., Novelli, E., & Strettoi, E. (2014). Long-term preservation of cone photoreceptors and visual acuity in rd10 mutant mice exposed to continuous environmental enrichment. *Molecular Vision, 20,* 1545–1556.

Behrens, C., Schubert, T., Haverkamp, S., Euler, T., & Berens, P. (2016). Connectivity map of bipolar cells and photoreceptors in the mouse retina. *Elife, 5.*

Bell, A. J., & Sejnowski, T. J. (1997). The "independent components" of natural scenes are edge filters. *Vision Research, 37*(23), 3327–3338.

Bengio, Y. (2016). Machines who learn. *Scientific American, 314*(6), 46–51.

Bengio, Y., Courville, A., & Vincent, P. (2013). Representation learning: A review and new perspectives. *IEEE Transactions on Pattern Analysis and Machine Intelligence, 35*(8), 1798–1828.

Berry, K. P., & Nedivi, E. (2016). Experience-dependent structural plasticity in the visual system. *Annual Review of Vision Science, 2,* 17–35.

Besharse, J., & Bok, D. (Eds.). (2011). *The retina and its disorders.* San Diego, CA: Academic Press.

Blakemore, C., & Van Sluyters, R. C. (1975). Innate and environmental factors in the development of the kitten's visual cortex. *Journal of Physiology, 248*(3), 663–716.

Bliss, T. V., & Lomo, T. (1973). Long-lasting potentiation of synaptic transmission in the dentate area of the anaesthetized rabbit following stimulation of the perforant path. *Journal of Physiology, 232*(2), 331–356.

Bojarski, M., Del Testa, D., Dworakowski, D., Firner, B., Flepp, B., Goyal, P., et al. (2016). End to end learning for self-driving cars. arXiv e-prints. Retrieved from https://ui.adsabs.harvard.edu/abs/2016arXiv160407316B.

Born, R. T., & Bradley, D. C. (2005). Structure and function of visual area MT. *Annual Review of Neuroscience, 28,* 157–189.

Boycott, B. B. (2001). Brian B. Boycott. In L. R. Squire (Ed.), *The history of neuroscience in autobiography*, volume 3. Cambridge, MA: Academic Press.

Boycott, B., & Wässle, H. (1999). Parallel processing in the mammalian retina: The Proctor Lecture. *Investigative Ophthalmology and Visual Science, 40*(7), 1313–1327.

Britten, K. H. (2008). Mechanisms of self-motion perception. *Annual Review of Neuroscience, 31,* 389–410.

Brown, R. E., & Milner, P. M. (2003). The legacy of Donald O. Hebb: More than the Hebb Synapse. *Nature Reviews Neuroscience, 4,* 1013.

Butts, D. A., Kanold, P. O., & Shatz, C. J. (2007). A burst-based "Hebbian" learning rule at retinogeniculate synapses links retinal waves to activity-dependent refinement. *PLoS Biology, 5*(3), e61.

Campbell, M. (2018). Mastering board games. *Science, 362*(6419), 1118.

Cang, J., Renteria, R. C., Kaneko, M., Liu, X., Copenhagen, D. R., & Stryker, M. P. (2005). Development of precise maps in visual cortex requires patterned spontaneous activity in the retina. *Neuron, 48*(5), 797–809.

Carandini, M. (2006). What simple and complex cells compute. *Journal of Physiology, 577*(Pt 2), 463–466.

Chang, L., & Tsao, D. Y. (2017). The code for facial identity in the primate brain. *Cell, 169*(6), 1013–1028 e1014.

Chapman, B., & Stryker, M. P. (1993). Development of orientation selectivity in ferret visual cortex and effects of deprivation. *Journal of Neuroscience, 13*(12), 5251–5262.

Chatterjee, R. (2015). Out of the darkness. *Science, 350*(6259), 372–375.

Chen, J., Yamahachi, H., & Gilbert, C. D. (2010). Experience-dependent gene expression in adult visual cortex. *Cerebral Cortex, 20*(3), 650–660.

Cohen, E., & Sterling, P. (1990). Demonstration of cell types among cone bipolar neurons of cat retina. *Philosophical Transactions of the Royal Society of London. Series B, Biological Sciences, 330*(1258), 305–321.

Coimbra, J. P., Marceliano, M. L., Andrade-da-Costa, B. L., & Yamada, E. S. (2006). The retina of tyrant flycatchers: Topographic organization of neuronal density and size in the ganglion cell layer of the great kiskadee *Pitangus sulphuratus* and the rusty margined flycatcher *Myiozetetes cayanensis* (Aves: Tyrannidae). *Brain, Behavior and Evolution, 68*(1), 15–25.

Costandi, M. (2009, February 10). Where are old memories stored in the brain? *Scientific American.* Retrieved from https://www.scientific american.com/article/the-memory-trace.

Crist, R. E., Kapadia, M. K., Westheimer, G., & Gilbert, C. D. (1997). Perceptual learning of spatial localization: Specificity for orientation, position, and context. *Journal of Neurophysiology, 78*(6), 2889–2894.

Dahne, S., Wilbert, N., & Wiskott, L. (2014). Slow feature analysis on retinal waves leads to V1 complex cells. *PLOS Computational Biology, 10*(5), e1003564.

Das, S. (2017). CNN architectures: LeNet, AlexNet, VGG, GoogLeNet, ResNet and more. Retrieved from https://medium.com/@sidereal /cnns-architectures-lenet-alexnet-vgg-googlenet-resnet-and-more -666091488df5.

Daw, N. (2006). *Visual development* (2nd ed.). New York: Springer.

Denk, W., Briggman, K. L., & Helmstaedter, M. (2012). Structural neurobiology: Missing link to a mechanistic understanding of neural computation. *Nature Reviews Neuroscience, 13*(5), 351–358.

DiCarlo, J. J., Zoccolan, D., & Rust, N. C. (2012). How does the brain solve visual object recognition? *Neuron, 73*(3), 415–434.

Dolan, T., & Fernandez-Juricic, E. (2010). Retinal ganglion cell topography of five species of ground-foraging birds. *Brain, Behavior and Evolution, 75*(2), 111–121.

Dormal, G., Lepore, F., & Collignon, O. (2012). Plasticity of the dorsal "spatial" stream in visually deprived individuals. *Neural Plasticity, 2012,* 659–687.

Dowling, J. E. (2012). *The retina: An approachable part of the brain.* Cambridge, MA: Harvard University Press.

Dowling, J. E., & Dowling, J. L. (2016). *Vision: How it works and what can go wrong.* Cambridge, MA: MIT Press.

Driscoll, L. N., Pettit, N. L., Minderer, M., Chettih, S. N., & Harvey, C. D. (2017). Dynamic reorganization of neuronal activity patterns in parietal cortex. *Cell, 170*(5), 986–999 e916.

Dvorak, D., Mark, R., & Reymond, L. (1983). Factors underlying falcon grating acuity. *Nature, 303*(5919), 729–730.

Eickhoff, S. B., Yeo, B. T. T., & Genon, S. (2018). Imaging-based parcellations of the human brain. *Nature Reviews Neuroscience, 19*(11), 672–686.

Eliot, V. (Ed.) (1971). *The Waste Land: A Facsimile and Transcript of the Original Drafts.* New York: Houghton Mifflin.

El-Shamayleh, Y., Kumbhani, R. D., Dhruv, N. T., & Movshon, J. A. (2013). Visual response properties of V1 neurons projecting to V2 in macaque. *Journal of Neuroscience, 33*(42), 16594–16605.

Escher, S. A., Tucker, A. M., Lundin, T. M., & Grabiner, M. D. (1998). Smokeless tobacco, reaction time, and strength in athletes. *Medicine and Science in Sports and Exercise, 30*(10), 1548–1551.

Espinosa, J. S., & Stryker, M. P. (2012). Development and plasticity of the primary visual cortex. *Neuron, 75*(2), 230–249.

Euler, T., Detwiler, P. B., & Denk, W. (2002). Directionally selective calcium signals in dendrites of starburst amacrine cells. *Nature, 418*(6900), 845–852.

Euler, T., & Wässle, H. (1995). Immunocytochemical identification of cone bipolar cells in the rat retina. *Journal of Comparative Neurology, 361*(3), 461–478.

Fisher, C., & Freiwald, W. A. (2015). Whole-agent selectivity within the macaque face-processing system. *Proceedings of the National Academy of Sciences, 112*(47), 14717–14722.

Fite, K. V., & Rosenfield-Wessels, S. (1975). A comparative study of deep avian foveas. *Brain, Behavior and Evolution, 12*(1–2), 97–115.

Fox, R., Lehmkuhle, S. W., & Westendorf, D. H. (1976). Falcon visual acuity. *Science, 192*(4236), 263–265.

Freeman, J., Field, G. D., Li, P. H., Greschner, M., Gunning, D. E., Mathieson, K., et al. (2015). Mapping nonlinear receptive field structure in primate retina at single cone resolution. *Elife, 4*.

Freeman, J., & Simoncelli, E. P. (2011). Metamers of the ventral stream. *Nature Neuroscience, 14*(9), 1195–1201.

Freiwald, W. A., & Tsao, D. Y. (2010). Functional compartmentalization and viewpoint generalization within the macaque face-processing system. *Science, 330*(6005), 845–851.

Gaffney, M. F., & Hodos, W. (2003). The visual acuity and refractive state of the American kestrel (*Falco sparverius*). *Vision Research, 43*(19), 2053–2059.

Gandhi, T. K., Ganesh, S., & Sinha, P. (2014). Improvement in spatial imagery following sight onset late in childhood. *Psychological Science, 25*(3), 693–701.

Gandhi, T. K., Singh, A. K., Swami, P., Ganesh, S., & Sinha, P. (2017). Emergence of categorical face perception after extended early-onset blindness. *Proceedings of the National Academy of Sciences of the United States of America, 114*(23), 6139–6143.

Gattass, R., Lima, B., Soares, J. G., & Ungerleider, L. G. (2015). Contro-versies about the visual areas located at the anterior border of area V2 in primates. *Visual Neuroscience, 32,* E019.

Gauthier, J. L., Field, G. D., Sher, A., Greschner, M., Shlens, J., Litke, A. M., & Chichilnisky, E. J. (2009). Receptive fields in primate retina are coordinated to sample visual space more uniformly. *PLoS Biology, 7*(4), e1000063.

Gauthier, I., & Tarr, M. J. (2016). Visual object recognition: Do we (finally) know more now than we did? *Annual Review of Vision Science, 2,* 377–396.

Gegenfurtner, K. R., Kiper, D. C., & Levitt, J. B. (1997). Functional prop-erties of neurons in macaque area V3. *Journal of Neurophysiology, 77*(4), 1906–1923.

Geitgey, A. (2016, July 24). Machine learning is fun! Part 4: Modern face recognition with deep learning. *Medium Artificial Intelligence.* Retrieved from https://medium.com/@ageitgey/machine-learning-is-fun-part-4 -modern-face-recognition-with-deep-learning-c3ffc121d78.

Ghim, M. M., & Hodos, W. (2006). Spatial contrast sensitivity of birds. *Journal of Comparative Physiology. A, Neuroethology, Sensory, Neural, and Behavioral Physiology, 192*(5), 523–534.

Ghose, G. M., Yang, T., & Maunsell, J. H. (2002). Physiological cor-relates of perceptual learning in monkey V1 and V2. *Journal of Neu-rophysiology, 87*(4), 1867–1888.

Gilbert, C. D., & Li, W. (2012). Adult visual cortical plasticity. *Neuron, 75*(2), 250–264.

Gollisch, T., & Meister, M. (2010). Eye smarter than scientists be-lieved: Neural computations in circuits of the retina. *Neuron, 65*(2), 150–164.

Gopnik, A. (2017). Making AI more human. *Scientific American, 316*(6), 60–65.

Gopnik, A. (2019, February 22). Will A.I. ever be smarter than a four-year-old? Smithsonian.com. Retrieved from https://www.smithsonian mag.com/innovation/will-ai-ever-be-smarter-than-four-year-old -180971259.

Grady, C. L., Mondloch, C. J., Lewis, T. L., & Maurer, D. (2014). Early visual deprivation from congenital cataracts disrupts activity and func-tional connectivity in the face network. *Neuropsychologia, 57,* 122–139.

Gregory, R. L. (1997). *Eye and brain: The psychology of seeing* (5th ed.). Princeton, NJ: Princeton University Press.

Grens, K. (2014, November 1). A face to remember. *The Scientist*. Retrieved from https://www.the-scientist.com/cover-story/a-face-to-remember-36508.

Grimaldi, P., Saleem, K. S., & Tsao, D. (2016). Anatomical connections of the functionally defined "face patches" in the macaque monkey. *Neuron, 90*(6), 1325–1342.

Grimes, W. N., Songco-Aguas, A., & Rieke, F. (2018). Parallel processing of rod and cone signals: Retinal function and human perception. *Annual Review of Vision Science, 4*, 123–141.

Guillery, R. W. (2014). The lateral geniculate nucleus and pulvinar. In Werner, J. S., & Chalupa, L. M. (Eds.), *The new visual neurosciences* (pp. 257–283). Cambridge, MA: MIT Press.

Güntürkün, O. (1999). Sensory physiology: Vision. In G. Whittow (Ed.), *Sturkie's avian physiology* (5th ed., pp. 1–19). Cambridge MA: Academic Press.

Hammond, P. (1974). Cat retinal ganglion cells: Size and shape of receptive field centres. *Journal of Physiology, 242*(1), 99–118.

Hebb, D. O. (1949). *The organization of behavior: A neuropsychological theory*. New York: Wiley.

Hebb, D. O. (1980). D. O. Hebb. In G. Lindzey (Ed.), *A history of psychology in autobiography*, vol. VII (pp. 273–303). San Francisco: W. H. Freeman.

Helmstaedter, M., Briggman, K. L., Turaga, S. C., Jain, V., Seung, H. S., & Denk, W. (2013). Connectomic reconstruction of the inner plexiform layer in the mouse retina. *Nature, 500*(7461), 168–174.

Hinton, G., Deng, L., Yu, D., Dahl, G. E., Mohamed, A., Jaitly, N., et al. (2012). Deep neural networks for acoustic modeling in speech recognition: The shared views of four research groups. *IEEE Signal Processing Magazine, 29*(6), 82–97.

Hodos, W., Ghim, M. M., Potocki, A., Fields, J. N., & Storm, T. (2002). Contrast sensitivity in pigeons: A comparison of behavioral and pattern ERG methods. *Documenta Ophthalmologica, 104*(1), 107–118.

Holcombe, A. O. (2010). Binding problem. In E. B. Goldstein (Ed.), *Encyclopedia of Perception* (pp. 206–208). Thousand Oaks, CA: SAGE Publications.

Hubel, D. (1995). *Eye, brain, and vision*. New York: Scientific American.

Huberman, A. D., Feller, M. B., & Chapman, B. (2008). Mechanisms underlying development of visual maps and receptive fields. *Annual Review of Neuroscience, 31*, 479–509.

Hung, C. P., Kreiman, G., Poggio, T., & DiCarlo, J. J. (2005). Fast read-out of object identity from macaque inferior temporal cortex. *Science, 310*(5749), 863–866.

Ings, S. (2007). *The eye: A natural history.* London: Bloomsbury.

Inzunza, O., Bravo, H., Smith, R. L., & Angel, M. (1991). Topography and morphology of retinal ganglion cells in Falconiforms: A study on predatory and carrion-eating birds. *Anatomical Record, 229*(2), 271–277.

Issa, E. B., & DiCarlo, J. J. (2012). Precedence of the eye region in neural processing of faces. *Journal of Neuroscience, 32*(47), 16666–16682.

Jacoby, J., & Schwartz, G. W. (2017). Three small-receptive-field ganglion cells in the mouse retina are distinctly tuned to size, speed, and object motion. *Journal of Neuroscience, 37*(3), 610–625.

Kalloniatis, M., & Luu, C. (2007). Visual acuity. *Webvision.* Retrieved from https://webvision.med.utah.edu/book/part-viii-psychophysics-of-vision/visual-acuity.

Kandel, E. (2001). Nobel Lecture: The molecular biology of memory storage: A dialog between genes and synapses. *Bioscience Reports, 21,* 565–611.

Kaneko, M., & Stryker, M. P. (2017). Homeostatic plasticity mechanisms in mouse V1. *Philosophical Transactions of the Royal Society of London. Series B, Biological Sciences, 372*(1715).

Kiani, R., Esteky, H., Mirpour, K., & Tanaka, K. (2007). Object category structure in response patterns of neuronal population in monkey inferior temporal cortex. *Journal of Neurophysiology, 97*(6), 4296–4309.

Kienker, P. K., Sejnowski, T. J., Hinton, G. E., & Schumacher, L. E. (1986). Separating figure from ground with a parallel network. *Perception, 15*(2), 197–216.

Kirkby, L. A., Sack, G. S., Firl, A., & Feller, M. B. (2013). A role for correlated spontaneous activity in the assembly of neural circuits. *Neuron, 80*(5), 1129–1144.

Koch, C. (2012). *Consciousness: Confessions of a romantic reductionist.* Cambridge, MA: MIT Press.

Kolb, H. (2006). Facts and figures concerning the human retina. *Webvision.* Retrieved from https://webvision.med.utah.edu/book/part-xiii-facts-and-figures-concerning-the-human-retina.

Kornblith, S., & Tsao, D. Y. (2017). How thoughts arise from sights: Inferotemporal and prefrontal contributions to vision. *Current Opinion in Neurobiology, 46,* 208–218.

Krauzlis, R. J., Lovejoy, L. P., & Zenon, A. (2013). Superior colliculus and visual spatial attention. *Annual Review of Neuroscience, 36,* 165–182.

Krieger, B., Qiao, M., Rousso, D. L., Sanes, J. R., & Meister, M. (2017). Four alpha ganglion cell types in mouse retina: Function, structure, and molecular signatures. *PLoS One, 12*(7), e0180091.

Kumano, H., & Uka, T. (2013). Neuronal mechanisms of visual perceptual learning. *Behavioural Brain Research, 249,* 75–80.

Lashley, K. S. (1950). In search of the engram. *Physiological mechanisms in animal behavior (Society's Symposium IV)* (pp. 454–482). Oxford, UK: Academic Press.

LeCun, Y., Bengio, Y., & Hinton, G. (2015). Deep learning. *Nature, 521*(7553), 436–444.

Lewis-Kraus, G. (2016, December 14). The great A.I. awakening. *New York Times Magazine.* Retrieved from https://www.nytimes.com /2016/12/14/magazine/the-great-ai-awakening.html.

Li, S. Z., & Jain, A. (Eds.). (2011). *Handbook of face recognition* (2nd ed.). New York: Springer.

Lindsey, J., Ocko, S. A., Ganguli, S., & Deny, S. (2019). A unified theory of early visual representations from retina to cortex through ana-tomically constrained deep CNNs. arXiv e-prints. Retrieved from https://ui.adsabs.harvard.edu/abs/2019arXiv190100945L.

Litvina, E. Y., & Chen, C. (2017). Functional convergence at the retino-geniculate synapse. *Neuron, 96*(2), 330–338 e335.

Liu, L., She, L., Chen, M., Liu, T., Lu, H. D., Dan, Y., & Poo, M. M. (2016). Spatial structure of neuronal receptive field in awake monkey secondary visual cortex (V2). *Proceedings of the National Academy of Sciences of the United States of America, 113*(7), 1913–1918.

Liu, Y. S., Stevens, C. F., & Sharpee, T. O. (2009). Predictable irregular-ities in retinal receptive fields. *Proceedings of the National Academy of Sciences of the United States of America, 106*(38), 16499–16504.

Livingstone, M. S., Pack, C. C., & Born, R. T. (2001). Two-dimensional substructure of MT receptive fields. *Neuron, 30*(3), 781–793.

Livingstone, M. S., Vincent, J. L., Arcaro, M. J., Srihasam, K., Schade, P. F., & Savage, T. (2017). Development of the macaque face-patch system. *Nature Communications, 8,* 14897.

MacNeil, M. A., Heussy, J. K., Dacheux, R. F., Raviola, E., & Masland, R. H. (1999). The shapes and numbers of amacrine cells: Matching of photofilled with Golgi-stained cells in the rabbit retina and compari-son with other mammalian species. *Journal of Comparative Neurology, 413,* 305–326.

MacNeil, M. A., Heussy, J. K., Dacheux, R. F., Raviola, E., & Masland, R. H. (2004). The population of bipolar cells in the rabbit retina. *Journal of Comparative Neurology, 472*, 73–86.

Margolis, D. J., Lutcke, H., Schulz, K., Haiss, F., Weber, B., Kugler, S., et al. (2012). Reorganization of cortical population activity imaged throughout long-term sensory deprivation. *Nature Neuroscience, 15*(11), 1539–1546.

Martersteck, E. M., Hirokawa, K. E., Evarts, M., Bernard, A., Duan, X., Li, Y., et al. (2017). Diverse central projection patterns of retinal ganglion cells. *Cell Reports, 18*(8), 2058–2072.

Martin, P., & Masland, R. H. (2007). Essay: The unsolved mystery of vision. *Current Biology* 18:R577–R583.

Masland, R. H. (2001). Neuronal diversity in the retina. *Current Opinion in Neurobiology, 11*, 431–436.

Masland, R. H. (2012). The neuronal organization of the retina. *Neuron, 76*, 266–280.

McGuire, B. A., Stevens, J. K., & Sterling, P. (1984). Microcircuitry of bipolar cells in cat retina. *Journal of Neuroscience, 4*(12), 2920–2938.

McKyton, A., Ben-Zion, I., Doron, R., & Zohary, E. (2015). The limits of shape recognition following late emergence from blindness. *Current Biology, 25*(18), 2373–2378.

McMahan, U. (1990). *Steve: Remembrances of Stephen W. Kuffler.* Sunderland, MA: Sinauer Associates.

McManus, J. N., Li, W., & Gilbert, C. D. (2011). Adaptive shape processing in primary visual cortex. *Proceedings of the National Academy of Sciences of the United States of America, 108*(24), 9739–9746.

Meyers, E. M., Borzello, M., Freiwald, W. A., & Tsao, D. (2015). Intelligent information loss: The coding of facial identity, head pose, and non-face information in the macaque face patch system. *Journal of Neuroscience, 35*(18), 7069–7081.

Moeller, S., Crapse, T., Chang, L., & Tsao, D. Y. (2017). The effect of face patch microstimulation on perception of faces and objects. *Nature Neuroscience, 20*(5), 743–752.

Montañez, A. (2016, May 20). Unveiling the hidden layers of deep learning. *SA Visual*, a blog in *Scientific American.* Retrieved from https://blogs.scientificamerican.com/sa-visual/unveiling-the-hidden -layers-of-deep-learning.

Moore, B. A., Tyrrell, L. P., Pita, D., Bininda-Emonds, O. R. P., & Fernández-Juricic, E. (2017). Does retinal configuration make the head and eyes of foveate birds move? *Scientific Reports, 7*, 38406.

Moore, B. D., Kiley, C. W., Sun, C., & Usrey, W. M. (2011). Rapid plasticity of visual responses in the adult lateral geniculate nucleus. *Neuron, 71*(5), 812–819.

Morgan, J. L., Berger, D. R., Wetzel, A. W., & Lichtman, J. W. (2016). The fuzzy logic of network connectivity in mouse visual thalamus. *Cell, 165*(1), 192–206.

Movshon, J. A., Lisberger, S. G., & Krauzlis, R. J. (1990). Visual cortical signals supporting smooth pursuit eye movements. *Cold Spring Harbor Symposia on Quantitative Biology, 55*, 707–716.

Movshon, J. A., & Newsome, W. T. (1996). Visual response properties of striate cortical neurons projecting to area MT in macaque monkeys. *Journal of Neuroscience, 16*(23), 7733–7741.

Movshon, J. A., & Simoncelli, E. P. (2014). Representation of naturalistic image structure in the primate visual cortex. *Cold Spring Harbor Symposia on Quantitative Biology, 79*, 115–122.

Ohki, K., Chung, S., Ch'ng, Y. H., Kara, P., & Reid, R. C. (2005). Functional imaging with cellular resolution reveals precise micro-architecture in visual cortex. *Nature, 433*(7026), 597–603.

O'Keefe, J. (2014, December 7). Spatial cells in the hippocampal formation. Nobel Lecture.

O'Keefe, J., & Dostrovsky, J. (1971). The hippocampus as a spatial map: Preliminary evidence from unit activity in the freely-moving rat. *Brain Research, 34*(1), 171–175.

Olshausen, B. A., & Field, D. J. (1996). Natural image statistics and efficient coding. *Network, 7*(2), 333–339.

O'Rourke, C. T., Hall, M. I., Pitlik, T., & Fernandez-Juricic, E. (2010). Hawk eyes I: Diurnal raptors differ in visual fields and degree of eye movement. *PLoS One, 5*(9), e12802.

Pack, C. C., & Born, R. T. (2004). Responses of MT neurons to barber pole stimuli. *Journal of Vision, 4*(859).

Pack, C. C., & Born, R. (2010). Cortical mechanisms for the integration of visual motion. In R. H. Masland, T. D. Albright, G. M. Shephard, & E. P. Gardner (Eds.), *The senses: A comprehensive reference,* vol. 2 (pp. 189–218). San Diego, CA: Academic Press.

Pack, C. C., Gartland, A. J., & Born, R. T. (2004). Integration of contour and terminator signals in visual area MT of alert macaque. *Journal of Neuroscience, 24*(13), 3268–3280.

Peron, S. P., Freeman, J., Iyer, V., Guo, C., & Svoboda, K. (2015). A cellular resolution map of barrel cortex activity during tactile behavior. *Neuron, 86*(3), 783–799.

Phillips, P. J., Grother, P., Michaels, R. J., Balackburn, D. M., Tabassi, E., & Bone, M. (2003). *Face recognition vendor test 2002: Evaluation report* (6965). Retrieved from https://nvlpubs.nist.gov/nistpubs/Legacy/IR/nistir6965.pdf.

Ponce, C. R., Hartmann, T. S., & Livingstone, M. S. (2017). End-stopping predicts curvature tuning along the ventral stream. *Journal of Neuroscience, 37*(3), 648–659.

Pritchard, R. M., Heron, W., & Hebb, D. O. (1960). Visual perception approached by the method of stabilized images. *Canadian Journal of Experimental Psychology, 14,* 67–77.

Protti, D. A., Flores-Herr, N., Li, W., Massey, S. C., & Wässle, H. (2005). Light signaling in scotopic conditions in the rabbit, mouse and rat retina: A physiological and anatomical study. *Journal of Neurophysiology, 93*(6), 3479–3488.

Quiroga, R. Q., Reddy, L., Kreiman, G., Koch, C., & Fried, I. (2005). Invariant visual representation by single neurons in the human brain. *Nature, 435*(7045), 1102–1107.

Raiguel, S., Van Hulle, M. M., Xiao, D. K., Marcar, V. L., & Orban, G. A. (1995). Shape and spatial distribution of receptive fields and antagonistic motion surrounds in the middle temporal area (V5) of the macaque. *European Journal of Neuroscience, 7*(10), 2064–2082.

Reid, R. C., & Alonso, J. M. (1995). Specificity of monosynaptic connections from thalamus to visual cortex. *Nature, 378*(6554), 281–284.

Reid, R. C., & Usrey, W. M. (2013). Vision. In L. Squire, D. Berg, F. E. Bloom, S. du Lac, A. Ghosh, & N. C. Spitzer (Eds.), *Fundamental neuroscience* (4th ed., pp. 577–595). Oxford, UK: Academic Press.

Reymond, L. (1985). Spatial visual acuity of the eagle *Aquila audax*: A behavioural, optical and anatomical investigation. *Vision Research, 25*(10), 1477–1491.

Reymond, L. (1987). Spatial visual acuity of the falcon, *Falco berigora*: A behavioural, optical and anatomical investigation. *Vision Research, 27*(10), 1859–1874.

Richert, M., Albright, T. D., & Krekelberg, B. (2013). The complex structure of receptive fields in the middle temporal area. *Frontiers in Systems Neuroscience, 7,* 2.

Riesenhuber, M., & Poggio, T. (1999). Hierarchical models of object recognition in cortex. *Nature Neuroscience, 2*(11), 1019–1025.

Roe, A. W., Chelazzi, L., Connor, C. E., Conway, B. R., Fujita, I., Gallant, J. L., et al. (2012). Toward a unified theory of visual area V4. *Neuron, 74*(1), 12–29.

Roelfsema, P. R., & Holtmaat, A. (2018). Control of synaptic plasticity in deep cortical networks. *Nature Reviews Neuroscience, 19*(3), 166–180.

Roman Roson, M., Bauer, Y., Kotkat, A. H., Berens, P., Euler, T., & Busse, L. (2019). Mouse dLGN receives functional input from a diverse population of retinal ganglion cells with limited convergence. *Neuron, 102*(2), 462–476 e468.

Rompani, S. B., Mullner, F. E., Wanner, A., Zhang, C., Roth, C. N., Yonehara, K., & Roska, B. (2017). Different modes of visual integration in the lateral geniculate nucleus revealed by single-cell-initiated transsynaptic tracing. *Neuron, 93*(4), 767–777.

Rose, T., & Bonhoeffer, T. (2018). Experience-dependent plasticity in the lateral geniculate nucleus. *Current Opinion in Neurobiology, 53,* 22–28.

Roska, B. (2019). The first steps in vision: Cell types, circuits, and repair. *EMBO Molecular Medicine, 11*(3).

Rossion, B., & Taubert, J. (2017). Commentary: The code for facial identity in the primate brain. *Frontiers in Human Neuroscience, 11,* 550.

Ruggeri, M., Major, J. C. Jr., McKeown, C., Knighton, R. W., Puliafito, C. A., & Jiao, S. (2010). Retinal structure of birds of prey revealed by ultra-high resolution spectral-domain optical coherence tomography. *Investigative Ophthalmology and Visual Science, 51*(11), 5789–5795.

Sagi, D. (2011). Perceptual learning in vision research. *Vision Research, 51*(13), 1552–1566.

Sanes, J. R., & Masland, R. H. (2015). The types of retinal ganglion cells: Current status and implications for neuronal classification. *Annual Review of Neuroscience, 38,* 221–246.

Scholl, B., & Priebe, N. J. (2015). Neuroscience: The cortical connection. *Nature, 518*(7539), 306–307.

Seabrook, T. A., Burbridge, T. J., Crair, M. C., & Huberman, A. D. (2017). Architecture, function, and assembly of the mouse visual system. *Annual Review of Neuroscience, 40,* 499–538.

Sejnowski, T. J. (2018). *The deep learning revolution: Artificial intelligence meets human intelligence.* Cambridge, MA: MIT Press.

Seung, S. (2012). *Connectome: How the brain's wiring makes us who we are.* New York: Houghton Mifflin Harcourt.

Shadlen, M. N., & Movshon, J. A. (1999). Synchrony unbound: A critical evaluation of the temporal binding hypothesis. *Neuron, 24*(1), 67–77, 111–125.

Sharma, J., Angelucci, A., & Sur, M. (2000). Induction of visual orientation modules in auditory cortex. *Nature, 404*(6780), 841–847.

Sheikh, K. (2017, June 1). How we save face—Researchers crack the brain's facial-recognition code. *Scientific American*. Retrieved from https://www.scientificamerican.com/article/how-we-save-face-researchers-crack-the-brains-facial-recognition-code.

Shekhar, K., Lapan, S. W., Whitney, I. E., Tran, N. M., Macosko, E. Z., Kowalczyk, M., et al. (2016). Comprehensive classification of retinal bipolar neurons by single-cell transcriptomics. *Cell, 166*(5), 1308–1323 e1330.

Sherman, S. M., & Guillery, R. W. (2013). *Functional connections of cortical areas.* Cambridge, MA: MIT Press.

Silver, D., Hubert, T., Schrittwieser, J., Antonoglou, I., Lai, M., Guez, A., et al. (2018). A general reinforcement learning algorithm that masters chess, shogi, and Go through self-play. *Science, 362*(6419), 1140–1144.

Sincich, L. C., Horton, J. C., & Sharpee, T. O. (2009). Preserving information in neural transmission. *Journal of Neuroscience, 29*(19), 6207–6216.

Sinha, P. (2013). Once blind and now they see. *Scientific American, 309*(1), 48–55.

Smolyanskaya, A., Haefner, R. M., Lomber, S. G., & Born, R. T. (2015). A modality-specific feedforward component of choice-related activity in MT. *Neuron, 87*(1), 208–219.

Solomon, S. G., Tailby, C., Cheong, S. K., & Camp, A. J. (2010). Linear and nonlinear contributions to the visual sensitivity of neurons in primate lateral geniculate nucleus. *Journal of Neurophysiology, 104*(4), 1884–1898.

Srihasam, K., Vincent, J. L., & Livingstone, M. S. (2014). Novel domain formation reveals proto-architecture in inferotemporal cortex. *Nature Neuroscience, 17*(12), 1776–1783.

Stevens, C. F. (1998). Neuronal diversity: Too many cell types for comfort? *Current Biology, 8*(20), R708–710.

Stokkan, K. A., Folkow, L., Dukes, J., Neveu, M., Hogg, C., Siefken, S., et al. (2013). Shifting mirrors: Adaptive changes in retinal reflections to winter darkness in Arctic reindeer. *Proceedings of the Royal Society B: Biological Sciences, 280*(1773), 20132451.

Strogatz, S. (2018, December 26). One giant step for a chess-playing machine. *New York Times*. Retrieved from https://www.nytimes.com/2018/12/26/science/chess-artificial-intelligence.html.

Strom, R. C. (1999). Genetic and environmental control of retinal ganglion cell variation. Chapter 4 in *Genetic analysis of variation in neuron number*, PhD diss., University of Tennessee Health Science Center, Memphis, Tennessee. Retrieved from www.nervenet.org/papers /strom99/Chapter4.html.

Sumbul, U., Song, S., McCulloch, K., Becker, M., Lin, B., Sanes, J. R., et al. (2014). A genetic and computational approach to structurally classify neuronal types. *Nature Communications, 5*, 3512.

Suresh, V., Ciftcioglu, U. M., Wang, X., Lala, B. M., Ding, K. R., Smith, W. A., et al. (2016). Synaptic contributions to receptive field structure and response properties in the rodent lateral geniculate nucleus of the thalamus. *Journal of Neuroscience, 36*(43), 10949–10963.

Tanaka, K. (1983). Cross-correlation analysis of geniculostriate neuronal relationships in cats. *Journal of Neurophysiology, 49*(6), 1303–1318.

Tanaka, K. (1985). Organization of geniculate inputs to visual cortical cells in the cat. *Vision Research, 25*(3), 357–364.

Tang, S., Lee, T. S., Li, M., Zhang, Y., Xu, Y., Liu, F., et al. (2018). Complex pattern selectivity in macaque primary visual cortex revealed by large-scale two-photon imaging. *Current Biology, 28*(1), 38–48 e33.

Thompson, A., Gribizis, A., Chen, C., & Crair, M. C. (2017). Activity-dependent development of visual receptive fields. *Current Opinion in Neurobiology, 42*, 136–143.

Tien, N. W., Pearson, J. T., Heller, C. R., Demas, J., & Kerschensteiner, D. (2015). Genetically identified suppressed-by-contrast retinal ganglion cells reliably signal self-generated visual stimuli. *Journal of Neuroscience, 35*(30), 10815–10820.

Tonegawa, S., Liu, X., Ramirez, S., & Redondo, R. (2015). Memory engram cells have come of age. *Neuron, 87*(5), 918–931.

Tootell, R. B., Reppas, J. B., Dale, A. M., Look, R. B., Sereno, M. I., Malach, R., et al. (1995). Visual motion aftereffect in human cortical area MT revealed by functional magnetic resonance imaging. *Nature, 375*(6527), 139–141.

Tsao, D. (2014). The macaque face patch system: A window into object representation. *Cold Spring Harbor Symposia on Quantitative Biology, 79*, 109–114.

Tsao, D. Y., & Livingstone, M. S. (2008). Mechanisms of face perception. *Annual Review of Neuroscience, 31*, 411–437.

Tsodyks, M., & Gilbert, C. (2004). Neural networks and perceptual learning. *Nature, 431*(7010), 775–781.

Turner, M. H., Sanchez Giraldo, L. G., Schwartz, O., & Rieke, F. (2019). Stimulus- and goal-oriented frameworks for understanding natural vision. *Nature Neuroscience, 22*(1), 15–24.

Wagner, I. C. (2016). The integration of distributed memory traces. *Journal of Neuroscience, 36*(42), 10723–10725.

Wandell, B. A., & Smirnakis, S. M. (2009). Plasticity and stability of visual field maps in adult primary visual cortex. *Nature Reviews Neuroscience, 10*(12), 873–884.

Wang, H. X., & Movshon, J. A. (2016). Properties of pattern and component direction-selective cells in area MT of the macaque. *Journal of Neurophysiology, 115*(6), 2705–2720.

Wässle, H. (2002). Brian Blundell Boycott, 10 December 1924–22 April 2000. *Biographical Memoirs of Fellows of the Royal Society, 48,* 53–68.

Wässle, H., Grunert, U., Rohrenbeck, J., & Boycott, B. B. (1989). Cortical magnification factor and the ganglion cell density of the primate retina. *Nature, 341*(6243), 643–646.

Wässle, H., Puller, C., Muller, F., & Haverkamp, S. (2009). Cone contacts, mosaics, and territories of bipolar cells in the mouse retina. *Journal of Neuroscience, 29*(1), 106–117.

Watanabe, T., Náñez, J. E., & Sasaki, Y. (2001). Perceptual learning without perception. *Nature, 413*(6858), 844–848.

Wathey, J. C., & Pettigrew, J. D. (1989). Quantitative analysis of the retinal ganglion cell layer and optic nerve of the barn owl *Tyto alba. Brain, Behavior and Evolution, 33*(5), 279–292.

Werner, J. S., & Chalupa, L. M. (Eds.). (2014). *The new visual neurosciences.* Cambridge, MA: The MIT Press.

Wiesel, T. N. (1982). Postnatal development of the visual cortex and the influence of environment. *Nature, 299*(5884), 583–591.

Wong, R. O., Meister, M., & Shatz, C. J. (1993). Transient period of correlated bursting activity during development of the mammalian retina. *Neuron, 11*(5), 923–938.

Wu, K. J. (2018, December 10). Google's new A.I. is a master of games, but how does it compare to the human mind? Smithsonian.com. Retrieved from www.smithsonianmag.com/innovation/google-ai -deepminds-alphazero-games-chess-and-go-180970981.

Yamins, D. L., & DiCarlo, J. J. (2016). Using goal-driven deep learning models to understand sensory cortex. *Nature Neuroscience, 19*(3), 356–365.

Yamins, D. L. K., Hong, H., Cadieu, C. F., Solomon, E. A., Seibert, D., & DiCarlo, J. J. (2014). Performance-optimized hierarchical models predict neural responses in higher visual cortex. *Proceedings of the National Academy of Sciences, 111*(23), 8619–8624.

Zeng, H., & Sanes, J. R. (2017). Neuronal cell-type classification: Challenges, opportunities and the path forward. *Nature Reviews Neuroscience, 18*(9), 530–546.

Zhang, X., Zhao, J., & LeCun, Y. (2015). Character-level convolutional networks for text classification. In Cortes, C., Lawrence, N. D., Lee, D. D., Sugiyama, M., & Garnett, R. (Eds.), *Advances in neural information processing systems 28*. Red Hook, NY: Curran.

Zimmerman, A., Bai, L., & Ginty, D. D. (2014). The gentle touch receptors of mammalian skin. *Science, 346*(6212), 950–954.

Zuccolo, R. (2017, April 3). Self-driving cars—Advanced computer vision with opencv, finding lane lines. Retrieved from https://chatbotslife.com/self-driving-cars-advanced-computer-vision-with-opencv-finding-lane-lines-488a411b2c3d.

图片来源

Images not specifically credited below are by the author and Haobing Wang.

Chapter 1. *Three faces:* Detail from a New York City Ballet promotional image. Photo credit: Paul Kolnik.

Chapter 4. *Drawing of bipolar cells:* Image by Elio Raviola.

Chapter 5. *Basketball player:* Retrieved from Pixabay@pexel.com. Image by Keith Johnson. *Diverse retinal neurons:* Image by Richard Masland and Rebecca Rockhill.

Chapter 6. *Simple cell:* Adapted from Hubel, D. (1988). *Eye, brain, and vision.* New York: Scientific American Library. *Complex cell:* Adapted from Hubel, D. (1988). *Eye, brain, and vision.* New York: Scientific American Library.

Chapter 7. *Lateral view of the macaque brain:* Adapted from Yang, R. Visual areas of macaque monkey. Retrieved from http://fourier .eng.hmc.edu/e180/lectures/visualcortex/node6.html. *Face areas in the marmoset brain:* Hung, C. C., Yen, C. C., Ciuchta, J. L., Papoti, D., Bock, N. A., Leopold, D. A., & Silva, A. C. (2015). Functional mapping of face-selective regions in the extrastriate visual cortex of the marmoset. *Journal of Neuroscience, 21*(35), 1160–1172. *Deconstructed face:* Tsao, D. (2014). Detail from: The macaque face patch system: a window into object representation. *Cold Spring Harbor Symposia on Quantitative Biology, 79,* 109–114.

Chapter 10. *HOG image:* From Geitgey: https://medium.com/@ageitgey /machine-learning-is-fun-part-4-modern-face-recognition-with -deep-learning-c3cffc121d78. *English-pronouncing nerve net:* Redrawn from Rosenberg, C. R., & Sejnowski, T. (1987). Parallel networks that learn to pronounce English text. *Journal of Complex Systems, 1,* 145–168. *A canonical nerve net:* Adapted from Bengio, Y. (2016). Machines who learn. *Scientific American, 314,* 46–51. Original graphic by Jen Christiansen.

Chapter 11. *Connections in cortex:* Felleman, D., & Van Essen, D. (1991). Distributed hierarchical processing in the primate cerebral cortex. *Cerebral Cortex, 1,* 1–47.

Chapter 14. *The binding problem:* Sinha, P. (2014). Once blind and now they see. *Scientific American, 309,* 49–55. Image courtesy of Project Prakash.